研修医のための
携帯エコー活用法
[ポケットマニュアル]

編集

廣田和美 弘前大学大学院医学研究科麻酔科学講座教授
北山眞任 弘前大学医学部附属病院麻酔科助教
佐藤　裕 五所川原市立西北中央病院副院長・麻酔科科長

執筆者一覧

編　集

廣田和美	弘前大学大学院医学研究科麻酔科学講座教授
北山眞任	弘前大学医学部附属病院麻酔科助教
佐藤　裕	五所川原市立西北中央病院副院長・麻酔科科長

執筆者

佐藤　裕	五所川原市立西北中央病院麻酔科
北山眞任	弘前大学医学部附属病院麻酔科
廣田和美	弘前大学大学院医学研究科麻酔科学講座
大川浩文	弘前大学大学院医学研究科救急災害医学講座
坪　敏仁	弘前大学医学部附属病院集中治療部
櫛方哲也	弘前大学医学部附属病院麻酔科
橋場英二	弘前大学医学部附属病院集中治療部
吉田　仁	弘前大学医学部附属病院集中治療部
橋本　浩	弘前大学医学部附属病院手術部

（執筆順）

序　文
〜Visualization時代の到来〜

　医者はある意味職人であり，技術を習得するうえで経験は必須である．一般的に，職人は多くの失敗をもとに技術を習得し高めていく．しかし，われわれ医師は，患者さんが相手である以上，重篤な失敗は許されない．実際，中心静脈カテーテル挿入時の動脈穿刺，血腫や気胸などの機械的合併症の頻度は5–19％と報告されている．しかし，失敗を恐れて技術習得をゆっくり進めることは得策ではない．鉄は熱いうちに叩け！若い時ほど技術の習得は速い．私は中学・高校・大学とテニス部に属していた．大学1年目，先輩から「中高経験者が上手なのは当然」と言われたが，間違っていると思った．医学部は中高あわせた年数の6年と同数であり，練習時間だけでいえば中高経験者と同等のレベルになるはずである．しかしその後，私のほうが間違っていることに気づいた．練習時間だけでなく何時始めたかが大事で，始めた時が若いほどテニスの上達は速かったのである．

　さて最近，軽量かつコンパクトなのに解像度に優れた携帯エコーが普及し始めた．われわれの教室でも，いち早く臨床の現場に取り入れ汎用している．Karakitsosらは，中心静脈カテーテル留置のための内頸静脈穿刺をエコーガイド下と通常のLandmark法で行った場合（両群450症例）を比較し報告した（Crit Care 2006; R162）．その結果，成功率100 vs 94.4％，総頸動脈穿刺1.1 vs 10.6％，気胸0 vs 2.4％，平均穿刺回数1.1 vs 2.6回と，圧倒的にエコーガイド下のほうが安全かつ迅速にカテーテル留置を行えることがわかった．また，エコーを用いると穿刺時の意識も変わり，ただ穿刺するのではなく標的周囲の解剖にも目がいくようになる．そして，いかに解剖学的anomalyが多いかに気づく．また，研修医や学生に口頭だけでなく画像を通して教えることができるため，教育にも非常に効果的である．実際に行う研修医にとっても，

標的がはっきり見えるので安心であろう．ロートルの指導医は，「携帯エコーなんていらん！」などというかもしれない．長野オリンピックでそれまで絶好調だった堀井が惨敗し清水が金メダルを取ったのは，オリンピック前年に登場したスラップスケートを清水が習得したのに対し堀井は習得しなかったことにあった．携帯エコーという新たな武器をもった諸君は，安全かつ迅速に技術習得ができるようになった．そして，エコー嫌いな指導医を抜き去って各種新名人になるチャンスが到来したともいえる．もう失敗を恐れず未来の達人を目指して研修に邁進すべし．

2008年5月吉日

弘前大学大学院医学研究科麻酔科学講座教授

廣田　和美

第1章 基礎編　Assure of your equipments　—"Matsuki's Seven Rules" より—　　1

A 携帯エコーで何を診る？　　3

1. プローブを手にする前に　……………………………………………… 佐藤　裕 …… 3
2. 超音波解剖学入門 —Basic Sonoanatomy—　……………………… 北山眞任 …… 6
3. 超音波診断機器と超音波プローブの選択　…………………………… 佐藤　裕 …… 33
4. 穿刺する針やカテーテルはどのように見えるか　…………………… 北山眞任 …… 35
5. 清潔域でプローブを操作する手順と準備するもの　………………… 廣田和美 …… 41

第2章 診断編　携帯エコーでまず診る　—X線写真，CT，MRIを撮る前に役立つスーパー聴診器—　　45

A 汎用心エコー用プローブ，コンベックス型プローブでできること

　　…………………………………………………………………………………………… 47

1. FAST：概要と手順，実際の患者での描出　………………………… 大川浩文 …… 47
2. 心臓：携帯エコーでの異常所見の画像と説明
　　—心不全を疑った場合　………………………………………………… 坪　敏仁 …… 52
3. 肺の超音波診断　………………………………………………………… 坪　敏仁 …… 58
4. 腹部大動脈：異常所見の画像　………………………………………… 大川浩文 …… 62

B 表在用高周波プローブでできること ･･････････････････････････････････････ 66
　1．下肢深部静脈血栓症　―大腿静脈，膝窩静脈― ･････････････････ 櫛方哲也 ････ 66
　2．頸動脈，椎骨動脈計測 IMT ･･･････････････････････････････ 櫛方哲也 ････ 72
　3．気管，甲状腺と周辺　―麻酔手技領域での診断― ････････････････ 橋場英二 ････ 77
　4．骨折・皮下血腫　―屋外での診断のために― ･･････････････････ 大川浩文 ････ 82

第3章　処置編 1　携帯エコーで穿刺する
　　　　　　　―あなたはそれでも盲目的に刺しますか？―　　　　　　85

A 高周波リニア型プローブでできること ････････････････････････････････ 87
　1．末梢静脈穿刺　―橈側皮静脈・尺側皮静脈― ･･････････････････ 吉田　仁 ････ 87
　2．動脈血採血のための大腿動脈穿刺 ･･････････････････････････ 吉田　仁 ････ 92
　3．内頸静脈穿刺 ･･･ 吉田　仁 ････ 95
　4．鎖骨下静脈（腋窩静脈）穿刺 ･･････････････････････････････ 橋場英二 ････103
　5．大腿静脈穿刺 ･･･ 橋本　浩 ････109
　6．動脈へのカニュレーション ･･･････････････････････････････ 橋場英二 ････116
　　　1）橈骨動脈穿刺 ･･･116
　　　2）足背動脈穿刺 ･･･118
　　　3）大腿動脈穿刺 ･･･119

B 汎用コンベックス型プローブでできること ･･････････････････････････････ 123
　1．腹腔穿刺 ･･･ 大川浩文 ････123
　2．膀胱穿刺 ･･･ 坪　敏仁 ････126
　3．胸腔穿刺　―ドレーン留置の際の利用― ･･････････････････････ 坪　敏仁 ････128

第4章　処置編2　携帯エコーで麻酔する
―局所麻酔薬で神経を包む，ブロック針が麻酔するのではない― …131

A 高周波リニア型プローブでできること …133

1. 上肢の手術，鎮痛のために
   ―腕神経叢ブロック，正中・尺骨・筋皮神経ブロックなど― …133
   1) 腕神経叢ブロック（斜角筋間アプローチ） ………… 佐藤　裕 …133
   2) 腕神経叢ブロック（腋窩アプローチ） ……………… 佐藤　裕 …137
   3) 正中神経，尺骨神経，橈骨神経，筋皮神経ブロック …… 北山眞任 …141
2. 下肢の手術，鎮痛のために
   ―前方からのアプローチによる下肢の神経ブロック― ……… 廣田和美 …146
   1) 大腿神経ブロック ……………………………………………146
   2) 腸骨筋膜下神経ブロック（3 in 1 or 2 in 1 Block） ……………150
3. 腹壁の筋弛緩，術後鎮痛や処置のために ……………………… 橋本　浩 …155
   1) 腹直筋鞘ブロック ……………………………………………155
   2) 腸骨鼠径・腸骨下腹神経ブロック ……………………………163
4. 持続末梢神経ブロック ………………………………………… 廣田和美 …170

B 汎用コンベックス型プローブでできること …175

1. 腰椎穿刺（硬膜外・脊髄くも膜下麻酔）のための利用法 …… 北山眞任 …175

参考文献
101

あとがき ………………………………………………………………………185

第 1 章

A 携帯エコーで何を診る？

1 プローブを手にする前に

● はじめに

　携帯型超音波診断装置が普及し，将来，病棟ごと，あるいは各手術室に1台ずつ超音波診断装置が備えられている時代が来るかも知れない。また日常の診療行為に幅広く取り入れることにより，従来の診断や処置の方法が徐々に変化するに違いない。現在，各診療科で研修を積む若い医師は，10年後には，超音波画像を利用した手法にもっとも習熟した世代になる可能性を秘めている。取捨選択すべき点も多いが，以下の事項に留意して効率よく安全に活用することを勧める。

❶ 迅速超音波画像診断の基本的考え方と到達目標

1. 研修医自身が初療時に行う病歴および理学所見聴取の過程に，自ら行う超音波検査所見を組み込む。
2. 研修医が超音波検査で問題領域の断層画像を撮り，解釈し，その結果を鑑別診断や上級医へのコンサルテーションに反映させ，診断プロセスの短縮を目指す。
3. 救急初療の場面で遭遇する頻度の高い問題を，焦点を絞った超音波検査に従って所見を取り，その時点での所見の有無を検索する。
4. 超音波画像診断の所見を患者の病歴，診察，生化学および追加的画像診断などとともに速やかに患者の治療に反映する。

❷ 迅速超音波画像診断を行うにあたっての注意点

a. 超音波診断を行うために，治療のプロセスを遅らせるな！
　救急救命の処置は最優先事項である。
　（例 FASTを行う目的だけのために全身状態が急速に悪くなる患者をいつまでも救急外来にとどめてはならない。このような場合は「救急蘇生のABC」の確認と，気道，血管の確保が最優先です。）

b. 患者は時々刻々状態が変わることを忘れない！
　そのつど時間をかけずに超音波診断を繰り返し所見を確認することが大事である。

迅速超音波診断に不慣れな時期は，病的所見（陽性所見）を見出すことに集中する。
（例 腹腔内のエコーフリースペース＝出血または腹水貯留を見つけることは胆石や虫垂炎の存在を否定するより即断できる。）

多くの救急場面では患者の検査準備（絶食や膀胱の充満など）は期待できないので，得られる画質は落ち，所見が十分に得られないこともしばしばある。この場合も随時検索を繰り返すことが望ましい。

救急の場面によっては通常の検査に用いる超音波のウィンドウ（被験者の体にプローブを当てて目標まで超音波ビームが通る経路）が用いにくいことがあり，別の経路を選ばなければならない。
（例 左肺に気胸があると左傍胸骨の心縦断像を得るのが困難となるので，みぞおちから肝臓越しに見上げる経心窩部像のほうが像を得やすい，など）

❸ 患者や家族へ超音波所見を説明する際に注意すること

❶駆け出しで迅速超音波検査を習っている時期は，あらかじめ検査に先立って迅速超音波検査の後に追加の検査が必要である旨を説明する。
（例 FASTで陽性所見のある安定した患者ではCT検査，心エコーが十分できない患者では循環器内科医による再検査など）

❷消化器内科医，循環器内科医，産婦人科医などによる再検査の所見の説明に「正式の」「本当の」「より良い」などの表現は避けるようにする。「再確認の」「二重チェック」などの言葉を使いましょう。
（例「○○さん，今の時点ではあなたの治療に必要な十分なエコー所見が得られません。念のため再確認の検査を△△科の先生にやっていただきます。」など）

❸所見に「正常な」「異常ない」などの用語を使うのを避けよう。患者はあなたの伝えようとした以上に楽観的に受け止めるおそれがあります。あなたが読み取ろうとした所見の有無だけを客観的に伝えるべきです。
（例「心臓は正常です」と言うかわりに「心嚢液は見えません」または「心臓の周りに水は溜まっていません」と伝えましょう。また，「足に血栓はありません」と言い切るかわりに「エコーで見える範囲では下肢の静脈に血栓は認められません」と表現すべきです。）

専門医が所見を再確認するまで，あなたの撮った画像を患者に渡してはいけません。

❹ 超音波画像診断習得の基本原則
1. 本書の描出法にそった基本イメージが得られるよう繰り返し練習する．
2. 超音波画像での各部位の正常所見を識別できるよう練習する．
3. 超音波診断装置の機能を知って画像の最適化を図る．
4. 関心領域が画面上で十分にカバーできるように努める．
5. 関心領域の解剖学的構築を少なくとも直交する二断面（横断像および縦断像）でとらえ，立体的に理解できるように習慣づける．
6. 病的所見が疑われる部分も最低限２つの断面で観察・記録する．

❺ 超音波診断機器の調節のポイント
メーカーによって画像調節のボタンやスイッチの命名法が異なるので，
1. 自分の使う機器の観察深度（拡大率）
2. 画面の輝度およびコントラスト
3. 画面の静止画記録機能

以上の操作法を最低限確認しておく．

次いで，
4. プローブの選択や周波数切り替え
5. カラードプラー機能のオン・オフ

を覚えておくことが望ましい．また多くの機器ではカラードプラー機能を使うと時間分解能は低下することに注意（動きのある走査では画像の追随性が犠牲となる）．

その他，超音波機器の技術的面は他の成書に譲る．

（佐藤　裕）

2 超音波解剖学入門 − Basic Sonoanatomy −

● はじめに

　従来医療者は，先人の探求と知識の積み重ねである解剖書や手術の図譜に示された体表面の骨の突起や骨格筋の走行を頼りに（＝ランドマーク），目標とする臓器や血管，神経へのアプローチを行ってきた（＝切開，穿刺など）。しかし血管や神経の走行は個人差があり，成功率の向上には経験を要することがよく知られている。近年，超音波画像診断装置の性能の向上により，骨に包まれた部分以外，体表組織の大部分を超音波画像上で解析することが可能になった。得られた超音波画像を目標組織にそって連続した画像として（頭の中で）つなぎ合わせることにより立体的な構造を構築でき，さらに時間の要素を組み合わせて動的なイメージを作りだすこともできる。将来，この解析機能を搭載した優秀な機器も出現しそうであるが，現在のところ一般的ではない。

　今後，医師が日常の診療で超音波診断機器を用いる頻度は確実に増加する。これまでの解剖学の知識を無駄にせず，超音波画像上の組織の同定を速やかに行うには，一般的な解剖学書と超音波画像の照らし合わせが必要である。本項で紹介する超音波解剖図は，本書で紹介する主要な手技や診断に必要な部位のみに限定した構成となっている。各論で示した穿刺やブロックの際にぜひ参照されたい。

★ 各組織の一般的な超音波画像パターン

- **皮膚・皮下組織**：線維組織を含みも網状の高エコー性。
- **筋・筋膜組織**：血流に富むため全体に低エコー性。筋膜組織は膠原線維や弾性線維を含み，高エコー性の薄膜状。筋組織内へ同様の高エコーの隔壁が混入し線維構造。
- **血管**：血管内の血液は透過性に富み低〜無エコー性に描出される。動脈の血管壁は正円形で拍性がある。静脈は圧迫により容易に虚脱し，また呼吸性に変形する。いずれもカラードプラー機能により血流を確認できる。
- **末梢神経組織**：神経は短軸像で正円〜楕円，または紡錘状の断面を呈し，周辺がエコー性，内部が低エコー性の蓮根状の構造として描出される。走行に連続して同様の太さと構造を示すこと，圧迫により形を変えず，カラードプラーにより血流を確認できない，などから腱組織や血管と鑑別しうる。
- **骨組織**：超音波を透過しないため，骨組織表面の輪郭のみ確認可能である。

❶ 頸部の超音波解剖（図1〜図4）

　頸椎を中心として気管，総頸動脈などの主要な臓器は，前面の比較的浅い層に存在する。したがって超音波画像の提示は頸部前面・側面からのアプローチが中心であり，高周波リニア型プローブで頸椎表面まで観察可能である。用途に応じてマイクロコンベックス型プローブを使用する。

　①第6頸椎（C6）の位置で気管，甲状腺組織，胸鎖乳突筋を描出し（図1），ゲインの調節を行う。②血管や筋肉の走行の連続性を保ちながらプローブを走査して必要な臓器を画面の中心となるようにする。③圧迫による変形や血流の状態を観察し，目的組織の鑑別を行う。

a. 鑑別可能な組織

　　主要な筋組織：胸鎖乳突筋，前頸筋，前斜角筋，中斜角筋
　　主要な血管　：総頸動脈，鎖骨下動脈，椎骨動脈，内頸静脈，外頸静脈，
　　　　　　　　　鎖骨下静脈
　　主要な神経　：C5-7神経根，腕神経叢（神経根，神経幹，神経束），迷走神経
　　その他　　　：気管輪状軟骨，甲状軟骨，甲状腺，頸椎横突起，頸椎関節突起
　　　　　　　　　第一肋骨，鎖骨ほか

b. 麻酔科関連手技

　内頸静脈穿刺，頸部血腫の確認，星状神経節ブロックのプレスキャン，腕神経叢ブロック（斜角筋間アプローチ），気管切開時の位置確認，浅頸神経叢ブロック，深頸神経ブロックなど。

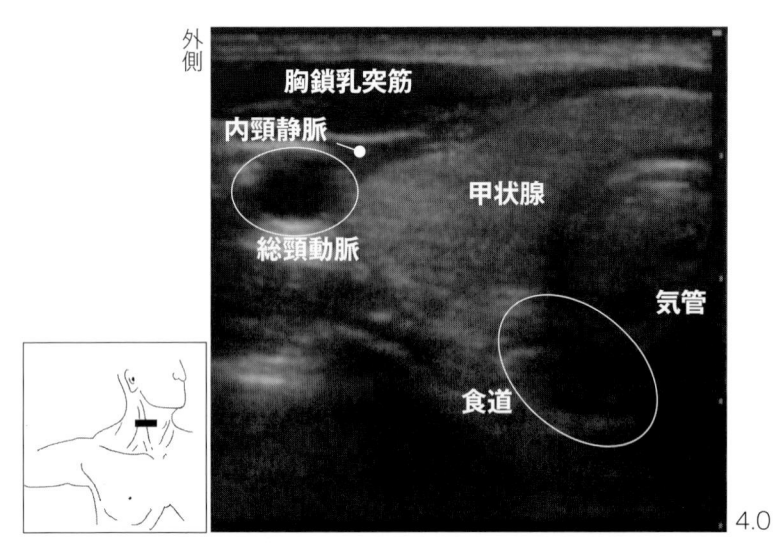

図1 C6レベルでの前頸部方向からの超音波画像

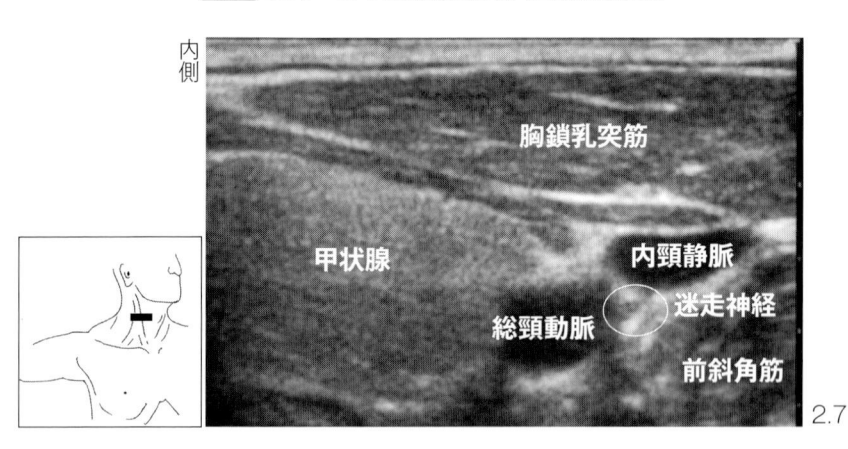

図2 甲状腺組織外側の総頸動脈，内頸静脈
そ の間に迷走神経を確認できる．

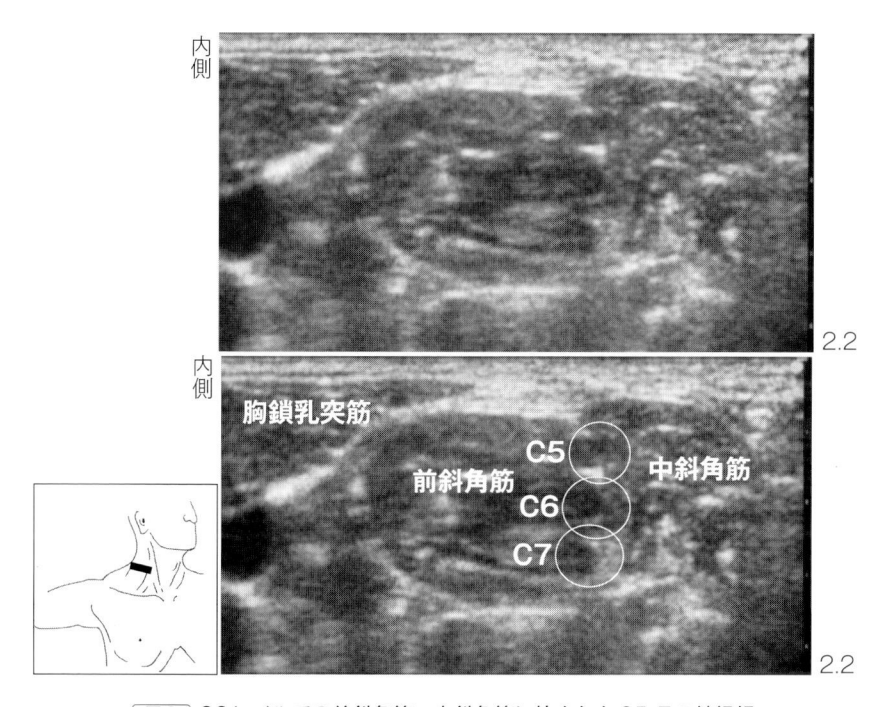

図3 C6レベルでの前斜角筋，中斜角筋に挟まれたC5-7の神経根

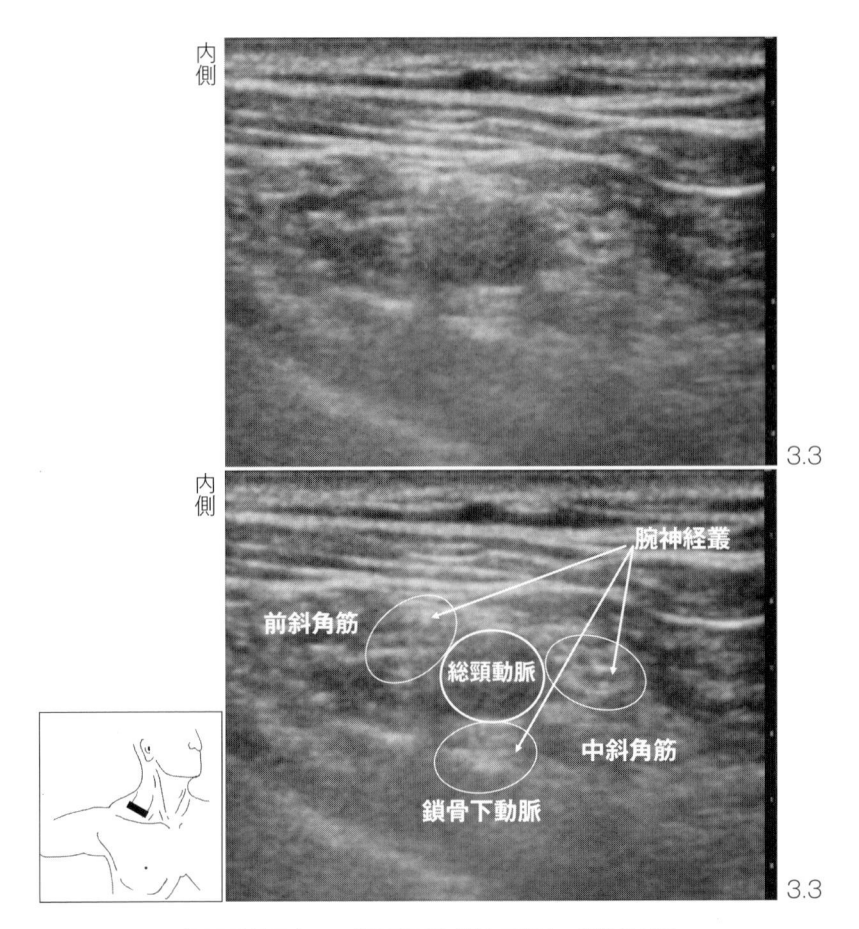

図4 鎖骨上での総頸動脈と鎖骨下動脈の分岐部付近

総頸動脈の周辺に神経叢が"ぶどうの房状に"寄り集まっている.

❷ 上肢の超音波解剖（図5〜図10）

鎖骨遠位の動静脈，腕神経叢〜正中，尺骨，橈骨神経を中心に超音波画像を示す。

a. 腕神経叢を中心とした各組織の走行について

- **動脈**：鎖骨下動脈は，鎖骨上部で前斜角筋・中斜角筋間を出て，鎖骨と前斜角筋，第一肋骨の隙間を腋窩に向かい，鎖骨下動脈を経て腋窩動脈に移行する。さらに上腕動脈を経て橈骨動脈と尺骨動脈に分岐する。
- **静脈**：上腕静脈・橈側皮静脈の合流後，腋窩静脈，鎖骨下静脈となって鎖骨動脈の前方を上大静脈に至る。
- **神経**：腕神経叢各神経幹は鎖骨下で外，後，内神経束に分岐し（図5），大胸筋を抜けて腋窩に至り，筋皮，橈骨，正中，尺骨神経の各領域に分布する。

b. 麻酔科関連手技と鑑別可能な主要組織

- **鎖骨下**：鎖骨下静脈穿刺，腕神経叢ブロック（鎖骨下アプローチ）など

  主要な筋組織：大胸筋，小胸筋
  主要な血管　：鎖骨下動脈，鎖骨下静脈
  主要な神経　：腕神経叢（外，後，内神経束）
  その他　　　：肋骨，鎖骨，胸膜

- **腋窩**：腕神経叢ブロック（腋窩アプローチ）

  主要な筋組織：屈筋群（上腕二頭筋，烏口腕筋ほか）伸筋群（上腕三頭筋ほか）
  主要な血管　：腋窩動脈，腋窩静脈
  主要な神経　：筋皮神経，正中神経，尺骨神経，橈骨神経ほか

- **肘関節以遠**：上腕静脈穿刺，橈骨動脈穿刺，正中神経ブロック，橈骨神経ブロック，尺骨神経ブロック

  主要な筋組織：円回内筋，腕橈骨筋，橈側手根筋
  主要な血管　：上腕動静脈，尺側正中皮静脈，橈骨動脈，尺骨動脈
  主要な神経　：正中神経，尺骨神経，橈骨神経

外側

2.6
外側

鎖骨下静脈

鎖骨下動脈
腕神経叢

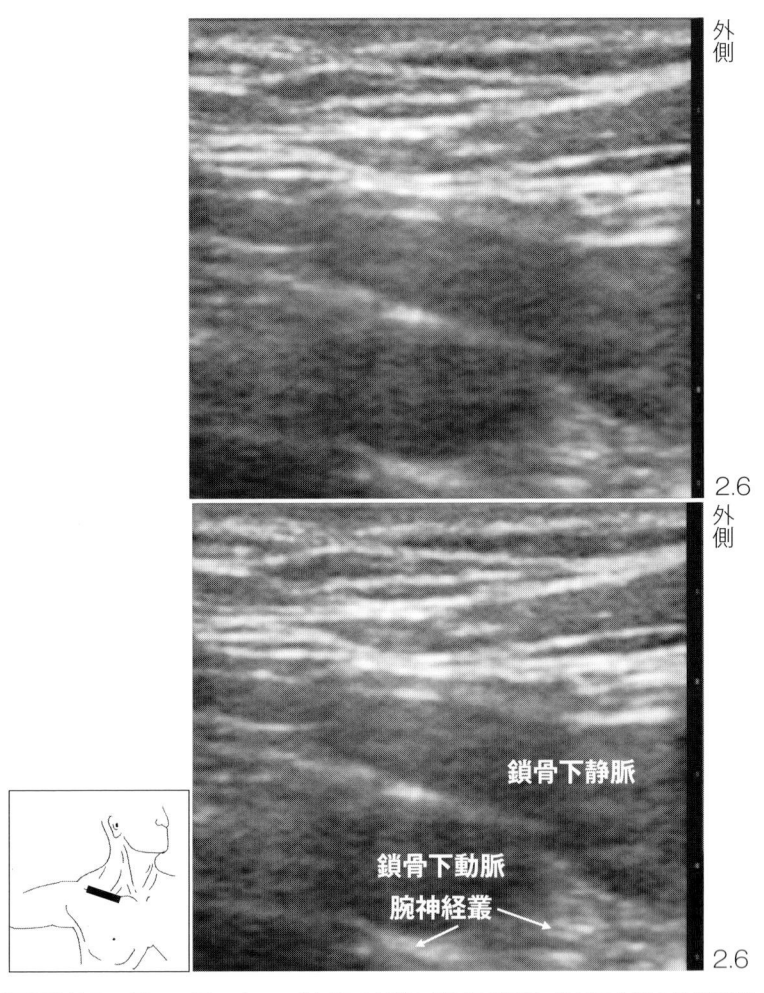

2.6

図5 鎖骨下縁に平行にプローブを当てた際の鎖骨下動脈と鎖骨下静脈の位置関係
鎖骨下動脈を短軸でとらえるようにする．

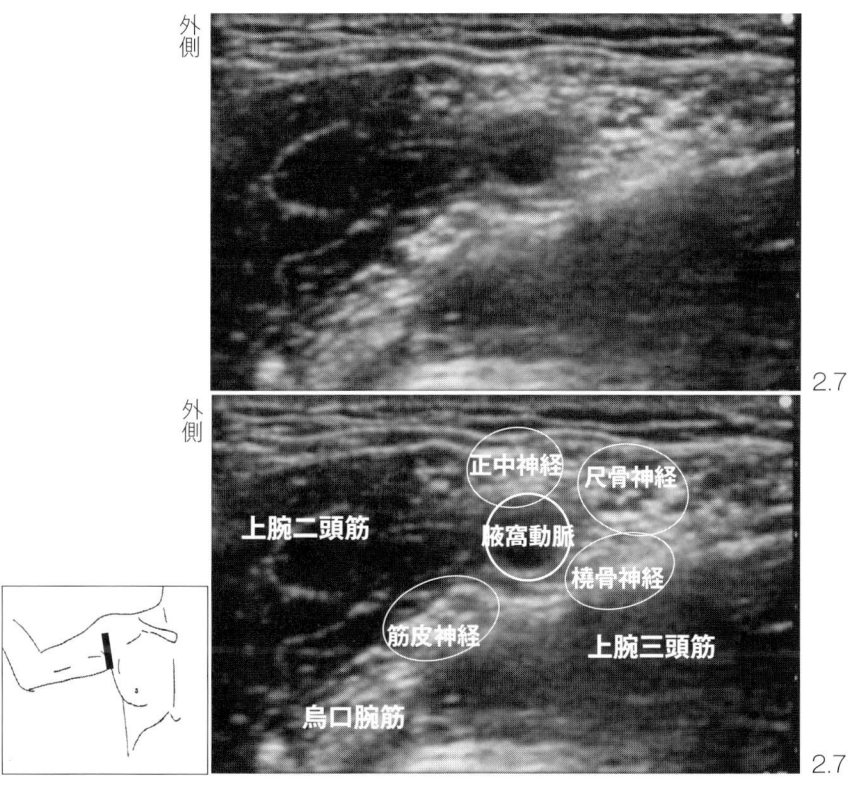

図6 腋窩動脈を中心とする血管と神経の走行

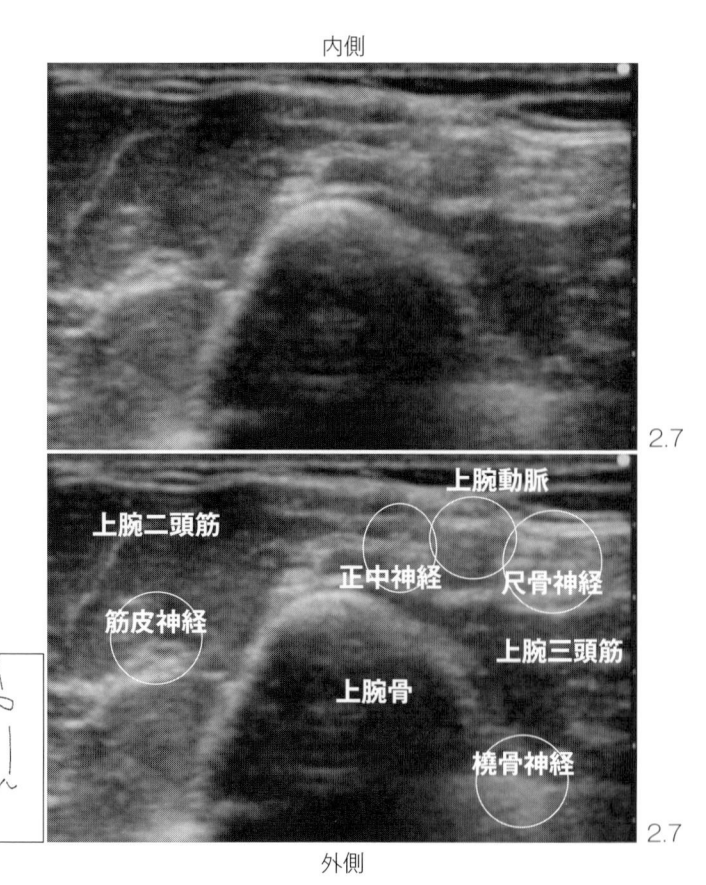

図7 上腕骨中部での正中，橈骨，尺骨神経の走行

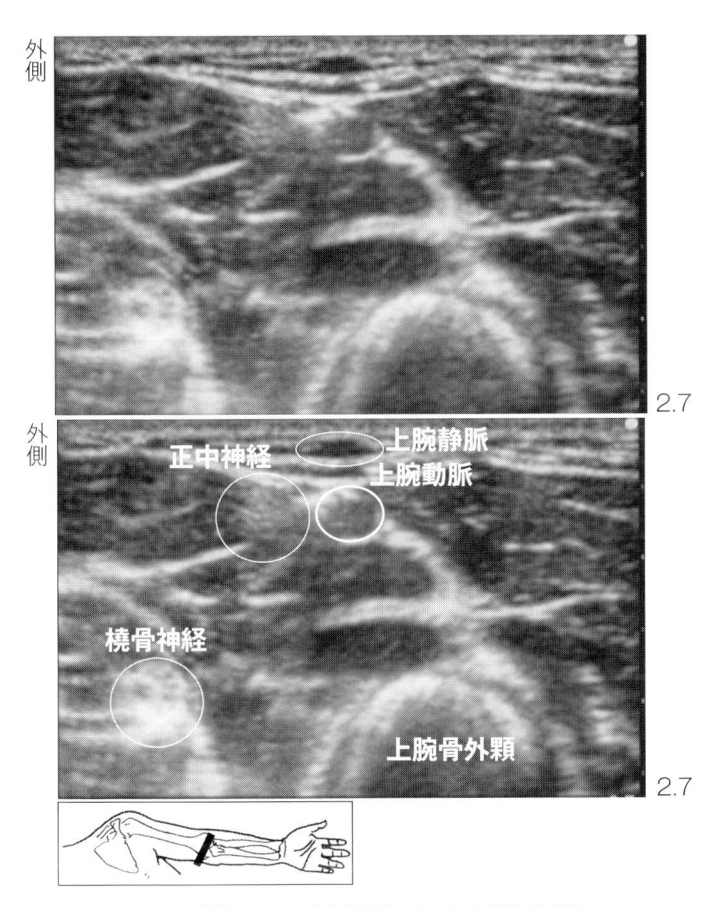

図8 肘部での上腕動静脈と正中および橈骨神経

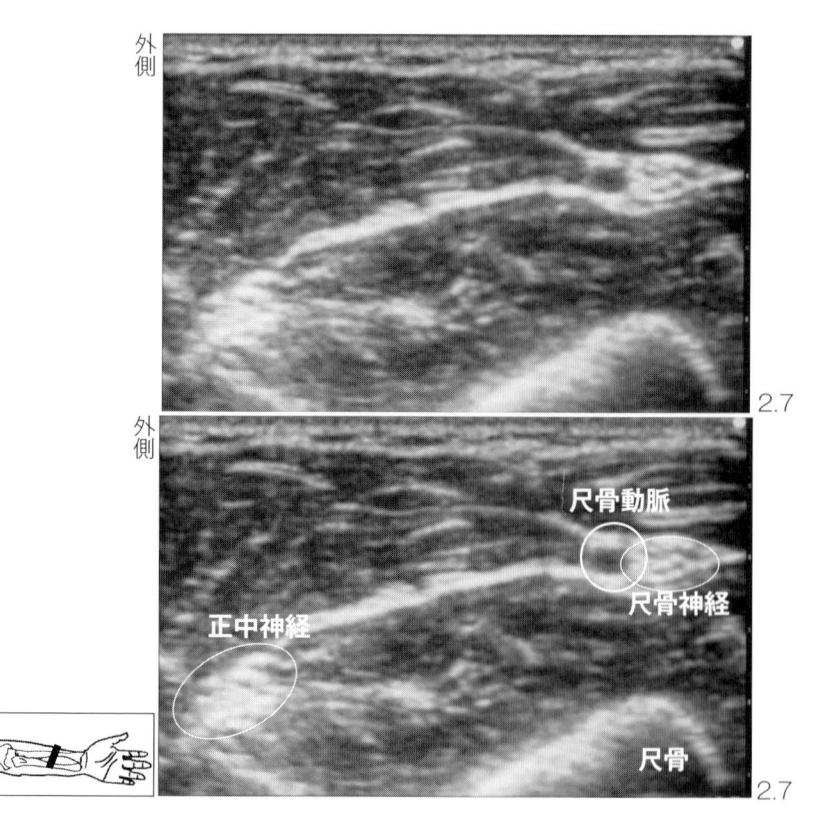

図9 前腕の遠位1/3の位置での尺骨動脈と尺骨神経の同定

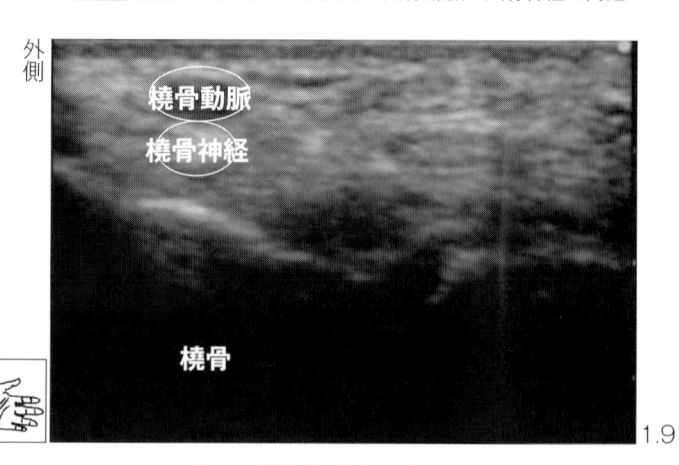

図10 橈骨遠位端での橈骨動脈

❸ 鼠径部・下肢の超音波解剖（図11〜図13）

　腰神経叢に起始して大腿骨の前面を下方に走る大腿神経とその分枝，仙骨神経叢に起始して後面を走行する坐骨神経，下肢を灌流する大腿動静脈を中心に超音波画像を紹介する．①鼠径部の大腿動静脈，大腿神経（図11），②膝窩下の膝窩動静脈，坐骨神経（総腓骨神経と脛骨神経の分岐）（図12），③大伏在静脈と伏在神経，④腓腹神経（図13）．

a. 麻酔科関連手技と鑑別可能な主要組織

- **鼠径部**：大腿静脈穿刺，大腿動脈穿刺，腸骨筋膜下ブロック（大腿神経ブロック）深部静脈血栓の確認
  - 主要な筋組織：腸腰筋，縫工筋，大腿筋膜，腸骨筋膜
  - 主要な血管　：大腿動脈，大腿静脈
  - 主要な神経　：大腿神経，外側大腿皮神経

- **膝窩下部**：坐骨神経ブロック，大腿深部静脈ほか血栓の確認．坐骨神経ブロック（膝下アプローチ），深部静脈の血栓スクリーニング
  - 主要な筋組織：大腿二頭筋，半膜様筋，半腱様筋
  - 主要な血管　：膝窩動静脈
  - 主要な神経　：坐骨神経

- **膝関節内側**：伏在神経ブロック，大伏在静脈穿刺
  - 主要な筋組織：前脛骨筋，下腿三頭筋
  - 主要な血管　：内側下膝動脈，大伏在静脈
  - 主要な神経　：伏在神経

- **足関節内果・外果部**：後脛骨神経ブロック，腓腹神経ブロック，アンクルブロック
  - 主要な筋組織：アキレス腱（踵骨腱），内果，外果ほか
  - 主要な血管　：後脛骨動静脈，足背動静脈
  - 主要な神経　：後脛骨神経，腓腹神経，浅腓骨神経，深腓骨神経

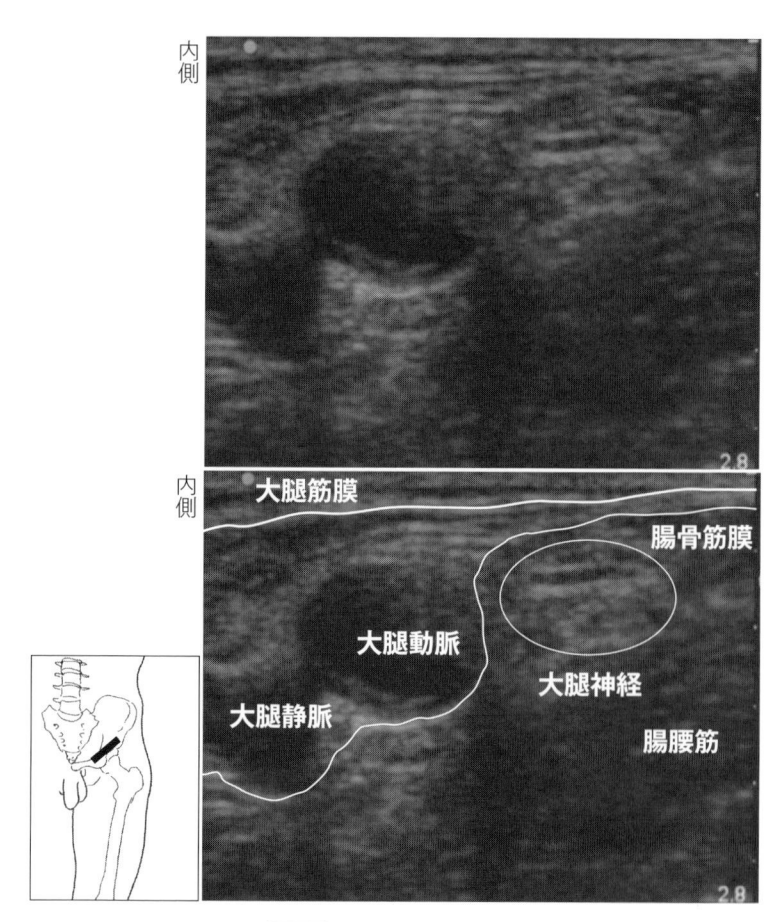

図11 鼠径部の超音波画像

鼠径靭帯より下で，靭帯に平行にプローブを当てる．

画像内ラベル：内側／大腿筋膜／腸骨筋膜／大腿動脈／大腿神経／大腿静脈／腸腰筋

18

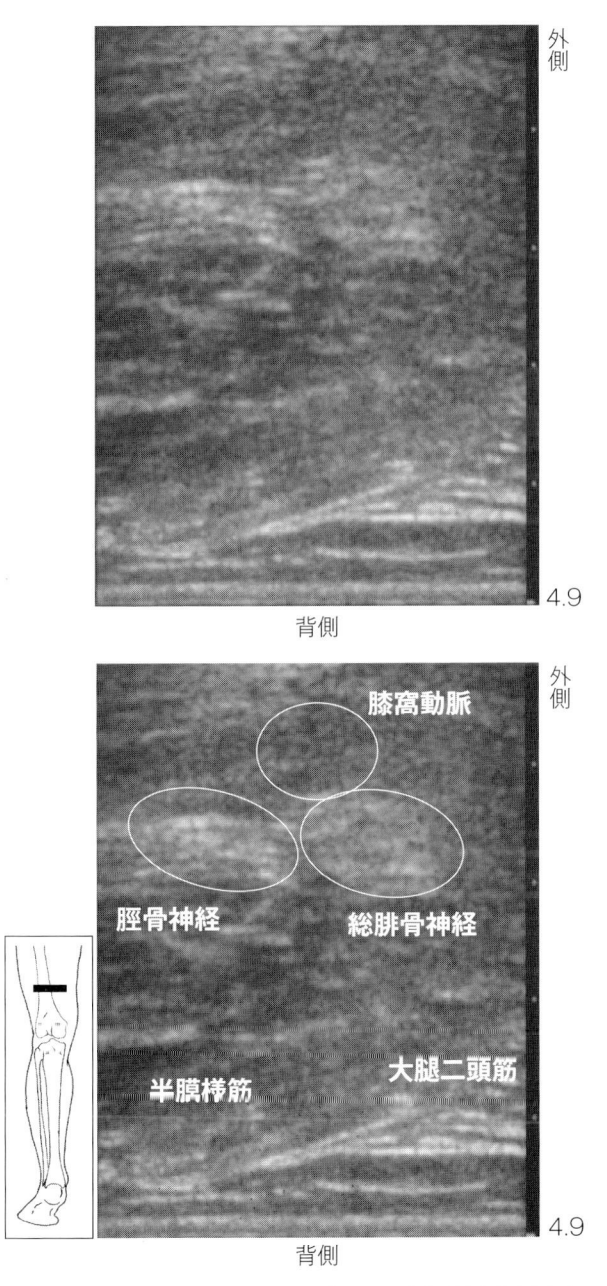

図12 膝窩部で膝窩動静脈，脛骨神経，総腓骨神経を背側（膝窩部）からスキャン

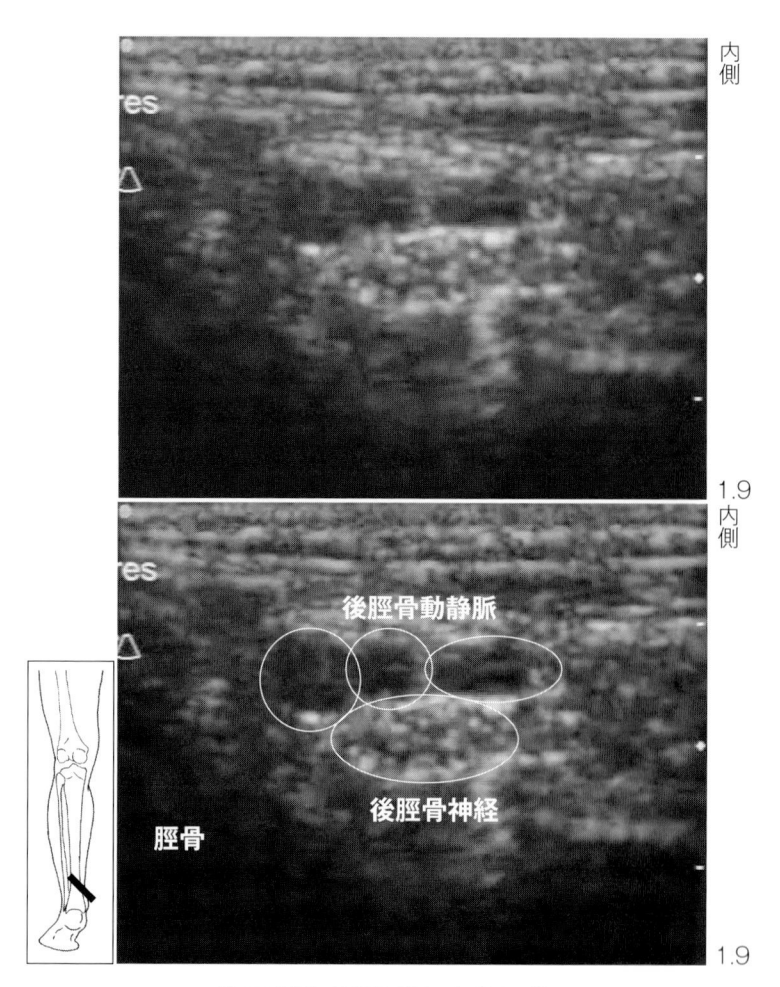

図13 後脛骨神経周辺の超音波画像

❹ 体幹の超音波解剖（図14〜図19）

　胸壁・腹壁での局所麻酔に脊髄神経前肢の走行を理解することは重要であり，胸部は3層の肋間筋のうち，最内肋間筋と内肋間筋の間の神経血管面を肋間神経が走行し，さらにTh7-12の前皮枝は腹部の腹横筋と内腹斜筋の間の腹横筋膜面を前面に走行し腹直筋を貫いて皮膚表面に終結する。Th12，L1に由来する腸骨下腹神経・腸骨鼠径神経も同様に三層の腹壁の腹横筋膜面上を進み，内腹斜筋を貫いて鼠径部の外腹斜筋腱膜上に抜ける。

a. 麻酔科関連手技と鑑別可能な主要組織

- **胸部**：肋間神経ブロック，胸腔ドレーン留置の際のプレスキャニング
  主要な筋組織：最内肋間筋，内肋間筋，外肋間筋
  主要な血管　：肋間動静脈
  主要な神経　：肋間神経は見えない
- **腹部**：腹横筋膜面ブロック，腸骨鼠径神経ブロック
  主要な筋組織：腹横筋，内腹斜筋，外腹斜筋，腹直筋
  主要な血管　：上・下腹壁動静脈
  主要な神経　：腸骨鼠径神経，腸骨下腹神経
- **背部**：胸部傍脊椎神経ブロック，横隔神経麻痺の診断，気胸の診断，腰部硬膜外穿刺，髄液採取，脊椎穿刺の穿刺位置確認
  主要な筋組織：最内肋間筋，内肋間筋，外肋間筋，胸膜，脊柱起立筋，腰方形筋，大腰筋
  主要な血管　：見えない
  主要な神経　：腰神経叢，脊髄内の馬尾神経がまれに見えることもある。

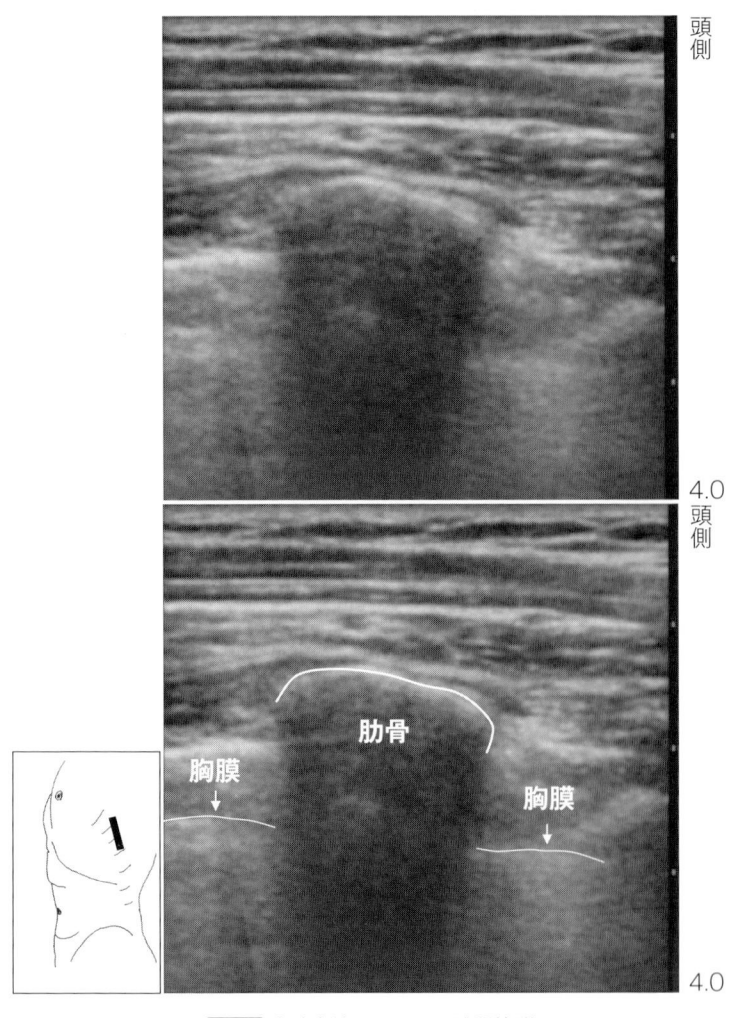

図14 中腋窩線レベルでの肋間筋群

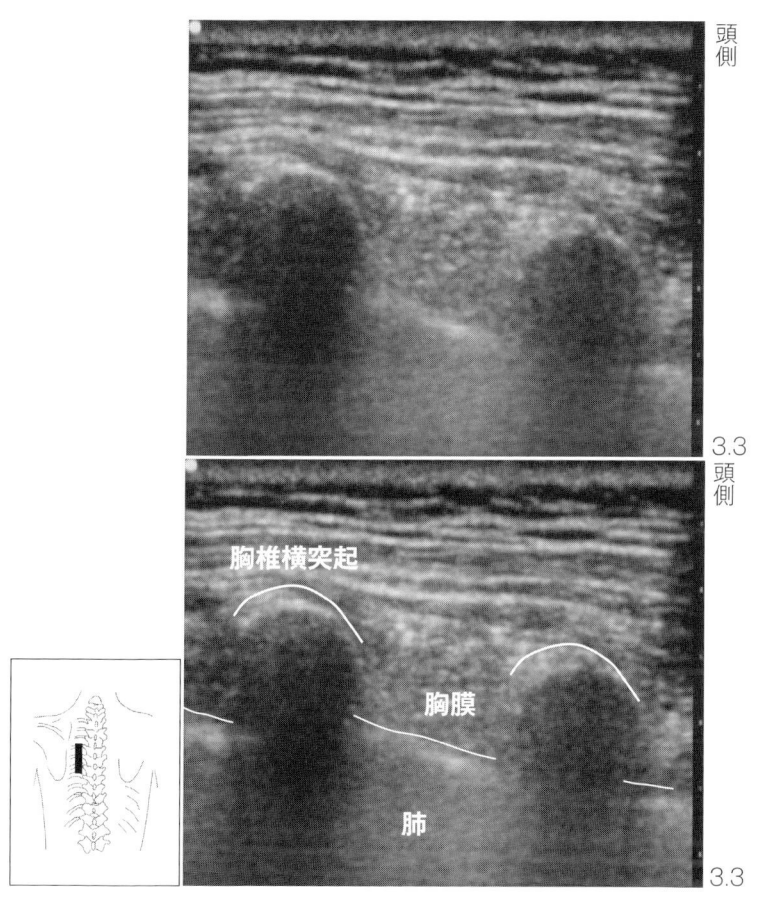

図15 傍脊椎上の胸椎横突起と胸膜

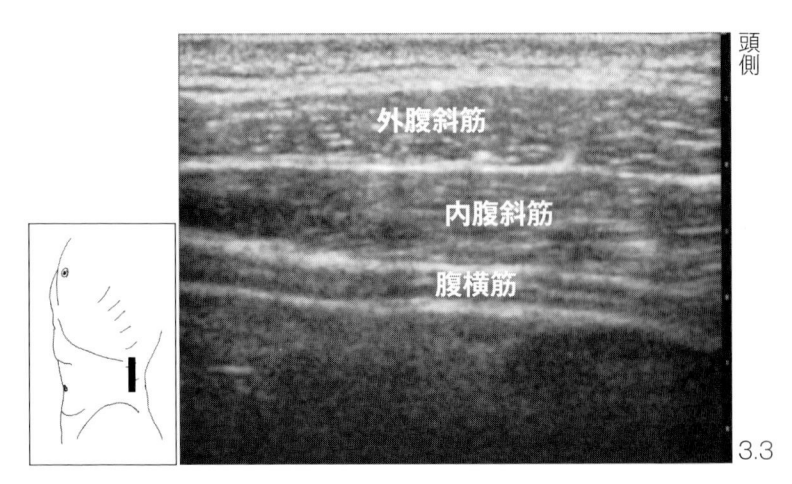

図16 中腋窩線上またはPett三角部の腹部3層筋群

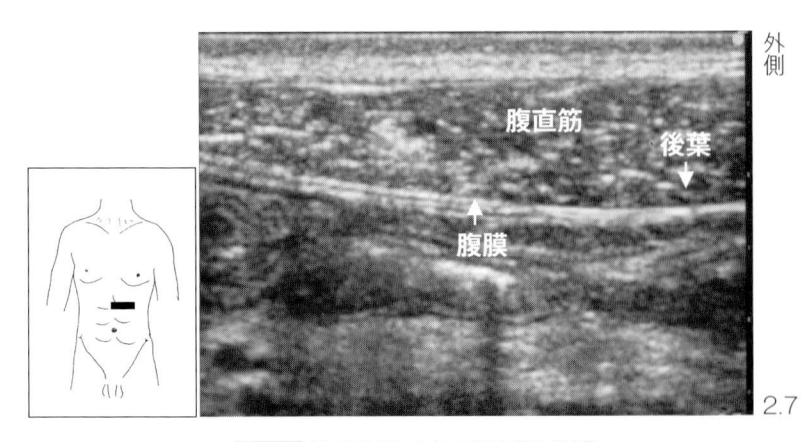

図17 臍の高さにおける腹直筋と腹膜

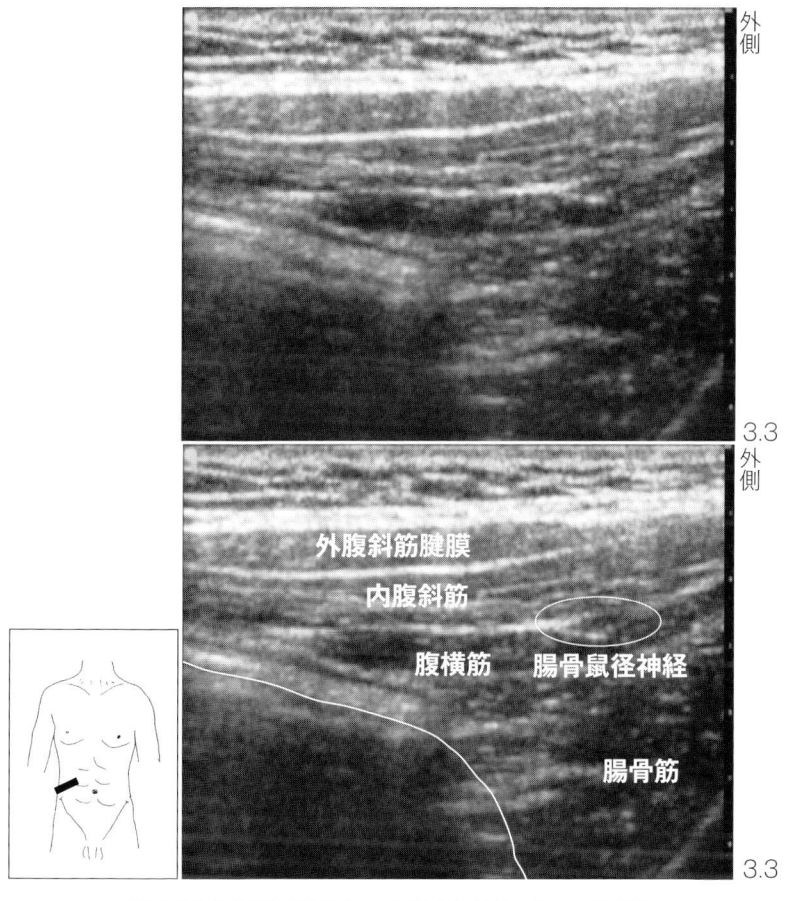

図18 上前腸骨棘付近での腸骨鼠径神経，腸骨下腹神経

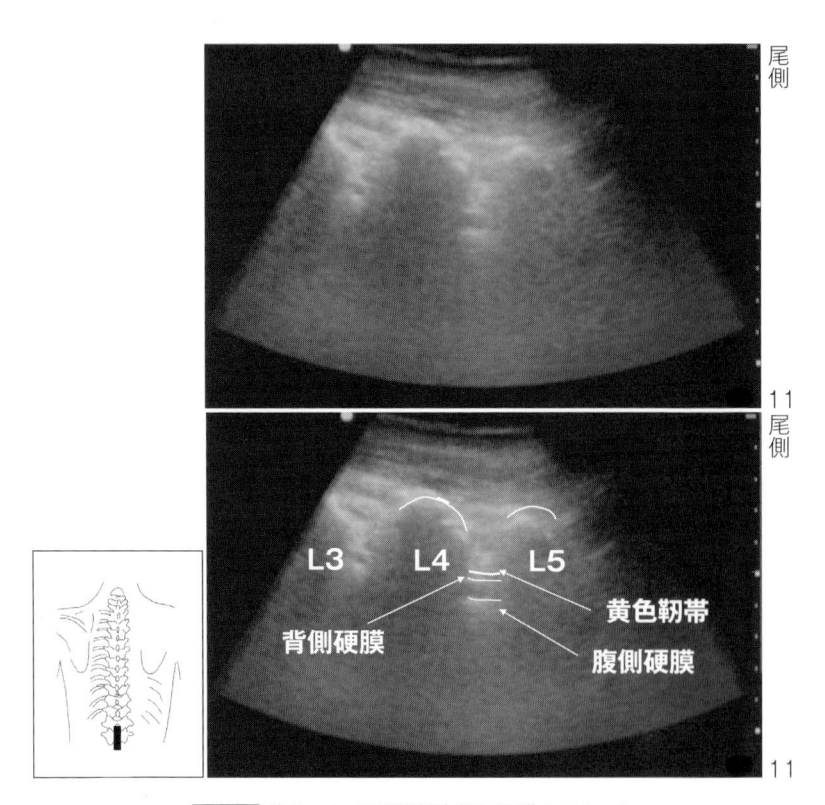

図19 第3, 4, 5腰椎棘突起と硬膜のスキャン

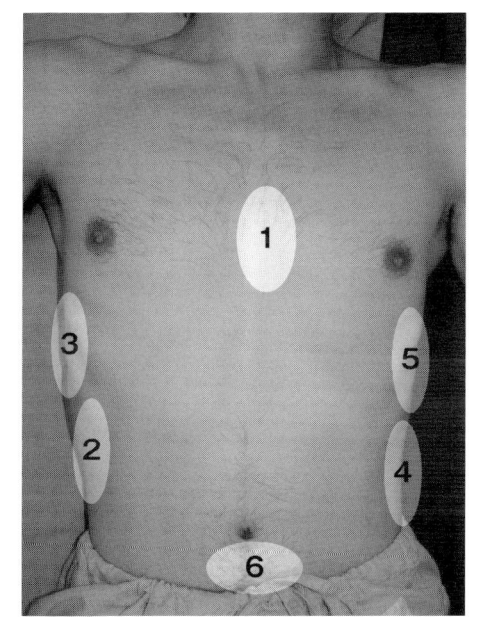

図20 FAST施行時のプローブの位置
体表の図に示した1–6の順に血液の貯留などを繰り返し観察する.

付)心臓・腹腔の超音波画像（ 図20 〜 図25 ）

　ここでは，緊急災害時の循環不全の病態の早期診断に用いられているFASTと呼ばれる簡易検査法の標準的な画像を紹介する．FASTの詳細については第2章で後述する．

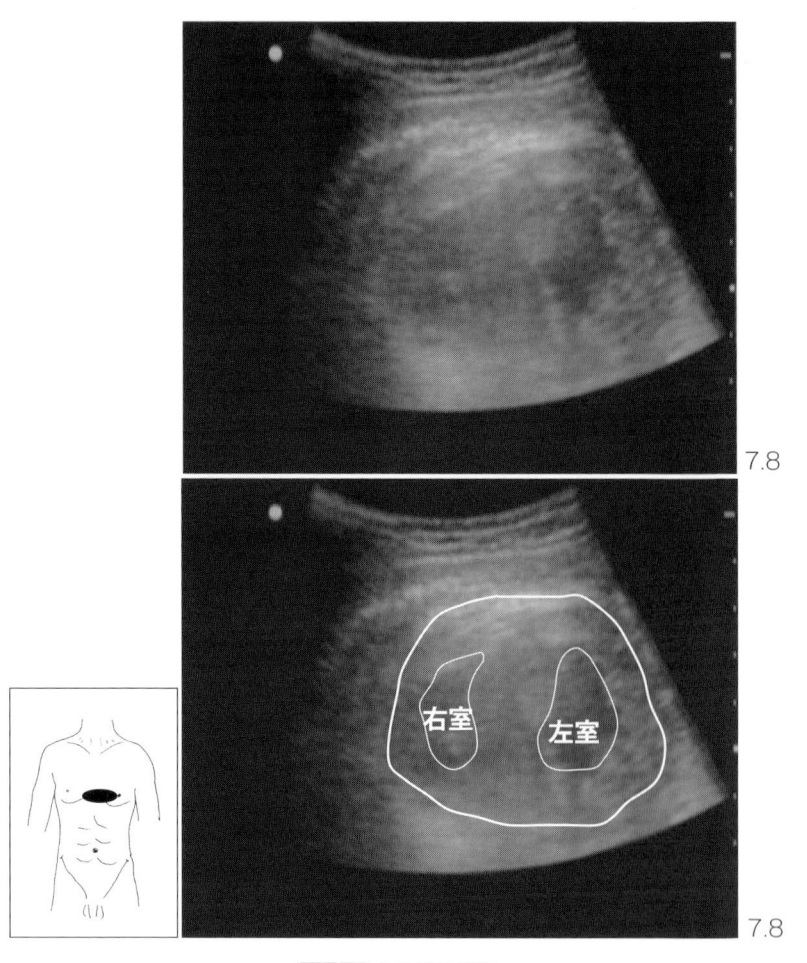

図21 心尖部の描出

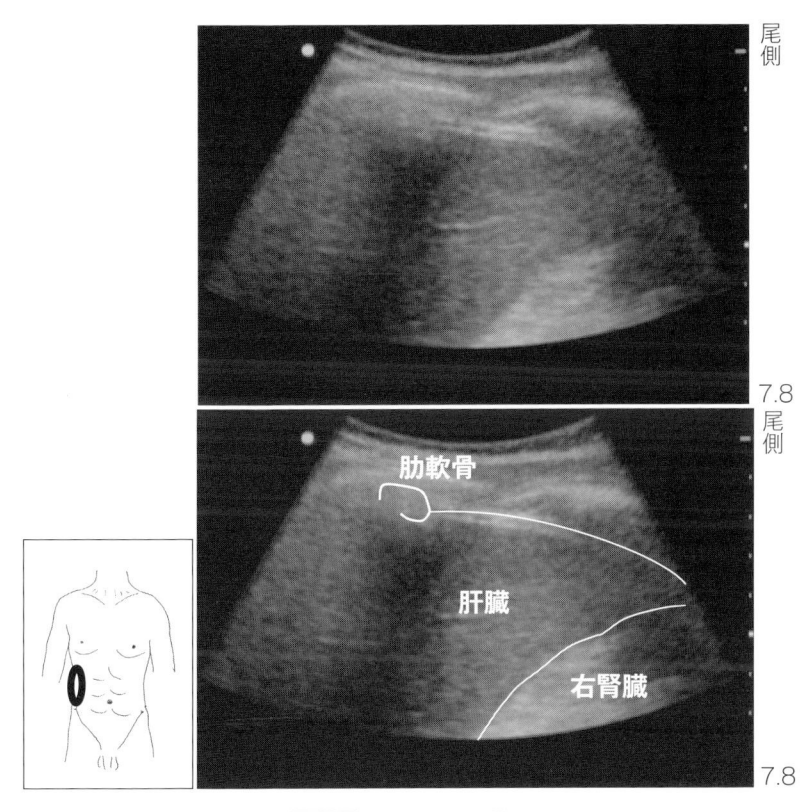

図22　肝・右腎臓の描出

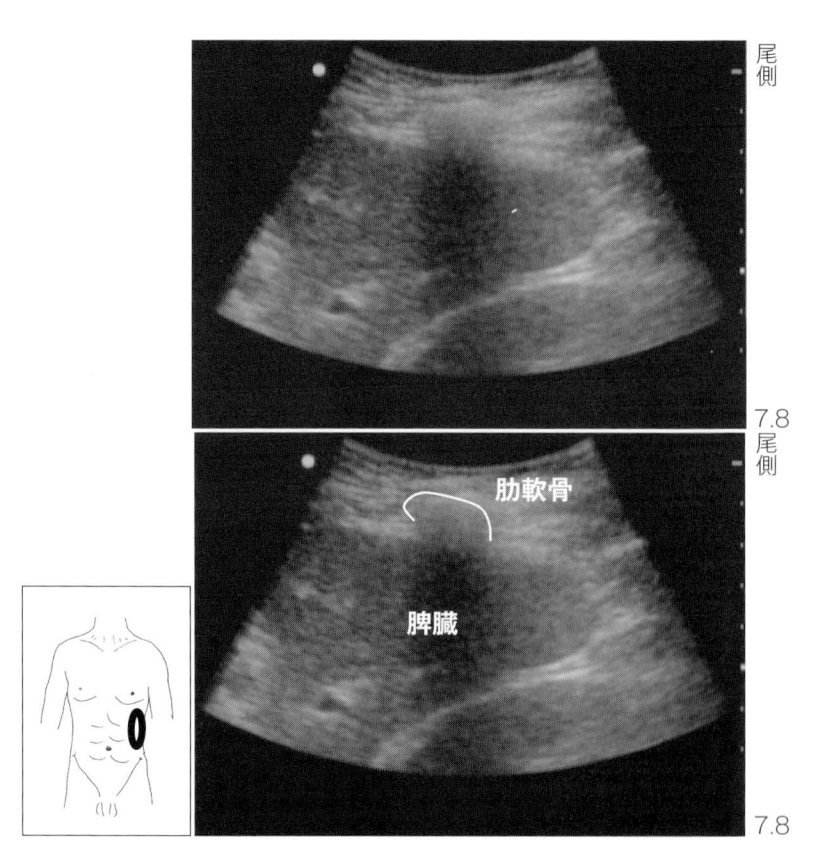

図23 脾臓周辺の描出

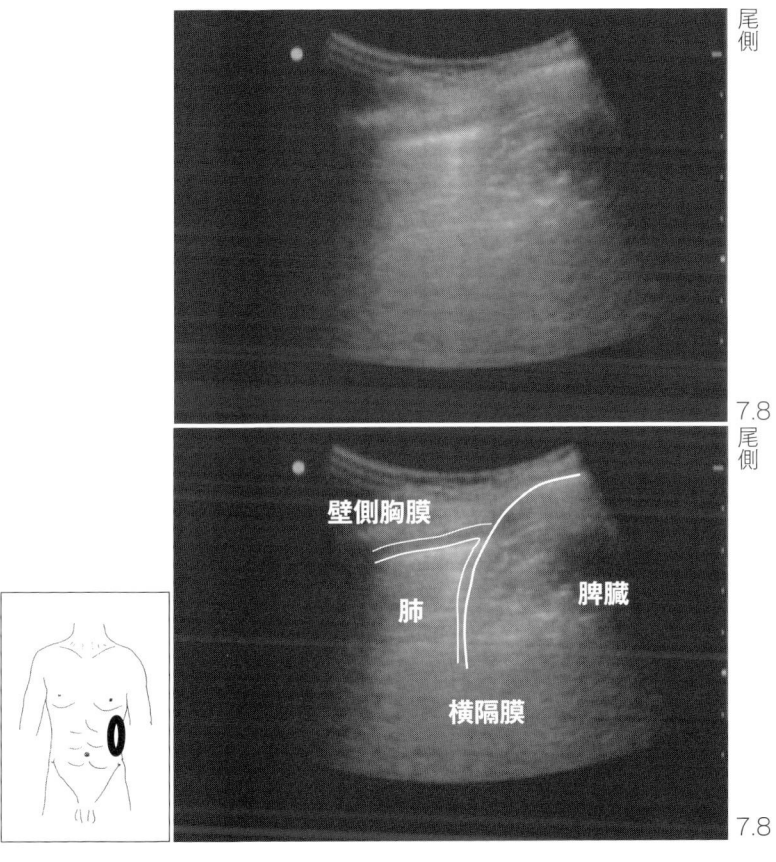

図24 左横隔膜，胸膜周辺の描出

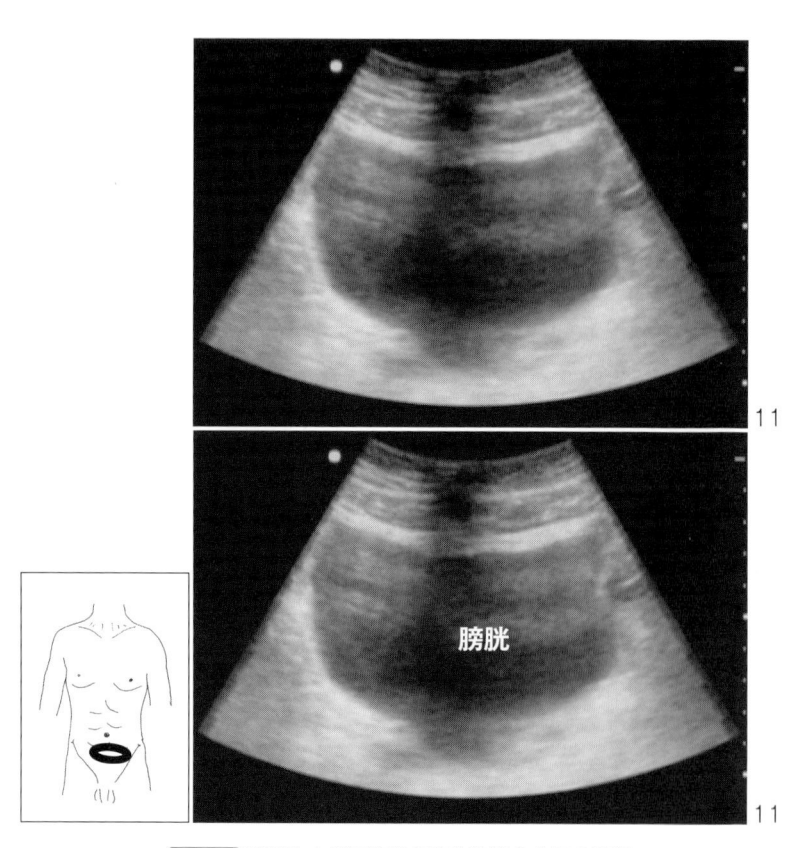

図25 膀胱および下腹部の液体貯留の有無の確認

(北山　眞任)

3 超音波診断機器と超音波プローブの選択

❶ 超音波診断機器の選択

　メーカーによって画像調節のボタンやスイッチの命名法が異なるので自分の機器の調節機能を熟知する（図1　表1　参照）。

　以下の項目に留意して，目的とする診断や手技を行ううえで該当する機器がどの程度，対応可能か周知する必要がある。機器により調節できるパラメータは異なる。特に画像解像度の機能について各機種の特性を理解する。

1. 目的組織が表示画面の中央に位置するように画像の拡大率を調節する。
2. 深度ごとの画像のゲイン（画像の濃淡）調節機能を用い，全体の画質を均一化する。
3. 画像の細部が識別できるよう超音波の出力レベルを調節する。
4. 関心領域が最上の解像度となるように焦点機能を合わせる。
5. 組織ハーモニック画像機能（tissue harmonic imaging：THI）は任意に付加できるが画質の改善に役立つ場合がある。
6. 多くの機器ではカラードプラー機能を使うと時間分解能は低下する（動きのある走査では画像の追随性が犠牲となる）。

❷ 超音波プローブの種類と選択

　プローブ（探触子）は超音波信号の送受信機である。発信した信号を最大限受信するためには対象に対して垂直に信号を当てることが大切である。走査部位，目的に応じた適切な超音波プローブと周波数を選択する。一般に，表在組織（皮膚から1ないし3cm程度まで）に高周波（7.0–15MHz）プローブを，より深部の組織には低周波（3.5–5MHz）プローブを用いる。

1. リニア型プローブ（線状走査探触子）：得られる画像は四角形で浅い部分の画像分解能に優れる。
2. セクタ型プローブ（扇状走査探触子）：発信点近くの画像は劣るが，広い視野を得られる。心臓や肝臓などの観察に適する。
3. コンベックス型プローブ（円弧状走査探触子）：1と2の折衷型。近位から遠位まで解像度は維持される。

　超音波機器の技術的面は他の成書に譲る。

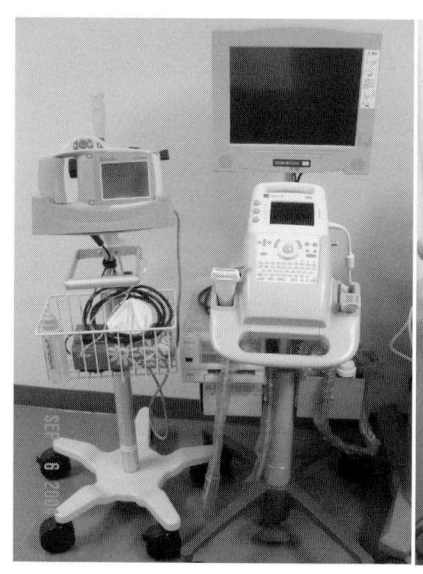

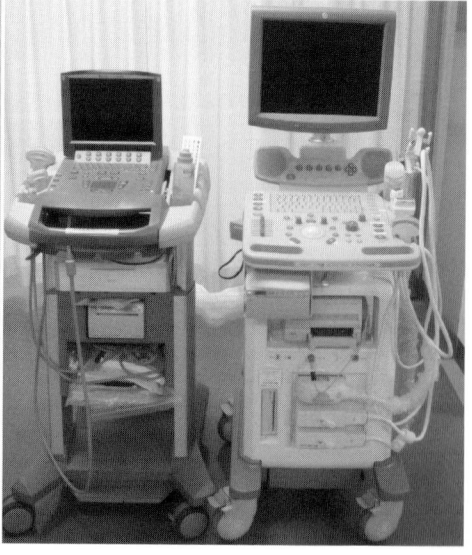

🅐 ソノサイト社:iLOOK25(A),同180PLUS(B)　🅑 ソノサイト社:MicroMAXX(C), GE: LOGIQ P(D)

図1　各種の可搬型軽量超音波診断装置

表1　各機種の機能比較

	表示画面	プローブ選択	操作性	画像保存	外部出力
(A)	5インチ液晶 (12.7cm)	1種類のみ 10MHz 25mmリニア	簡便 タッチパネル式 タッチペン入力	静止画 本体内蔵メモリー 約50画面	ビデオ出力あり
(B)	5インチ液晶 (12.7cm)	交換対応	ボタンおよび ファンクションキー フルキーボード	静止画 本体内蔵メモリー 約100画面	ビデオ出力あり
(C)	10.4インチ液晶 (26.4cm)	交換対応 オプションで プローブセレ クタ付き台車 あり	ボタンおよび ファンクションキー フルキーボード	静止画 動画クリップ メモリーカード へ記録	ビデオ入力あり
(D)	15インチ液晶 (38cm)	標準セレクタ装備	ボタンおよび ファンクションキー 多機能調節	静止画 動画クリップ ハードディスク	外部ディスプ レー出力あり

（佐藤　裕）

4 穿刺する針やカテーテルはどのように見えるか

a. 平行法(in plane)と交差法(out of plane)

体表面の描出によく用いられるリニア型プローブの超音波ビームの厚みは幅1.5ないし2.0mmであり，このビーム内に穿刺針を進める方法を平行法(in plane：IP)，超音波ビーム内に針の先端か針の断面を描出する方法を交差法(out of plane：OOP)と呼ぶ。さらに目的とする血管や神経の走行(短軸＝short axis：SAX，長軸＝long axis：LAX)との関係により，4種類のアプローチに分類される。それぞれの特徴を紹介する。

1 平行法：（ 図1 ）

浅い角度(30°以下)で針全体の描出が可能である。

45°以上の角度では針先の描出が困難になることもある。

2 交差法：（ 図2 ）

超音波画像上に針は点状に描出される。ただし先端とは限らない。

点状の針の後面にしばしば音響陰影が描出される。

b. 目標物の描出と穿刺のアプローチ

図3 に示した4種類(A-D)のアプローチは，それぞれ，実際の穿刺に以下の例で用いられる。

A：短軸(SAX)で描出した目標に平行法でアプローチ(SAX-IP；図3❹)

①腕神経叢ブロック斜角筋法

②坐骨神経ブロック膝窩部アプローチ

など描出が可能な神経のブロックに利用される。1回注入法でドーナツサインと呼ばれる局所麻酔薬によるリングの形成により，確実な効果が期待できる。

B：長軸(LAX)で描出した目標に平行法でアプローチ(LAX-IP；図3❸)

①血管穿刺の際のカテーテルやワイヤー留置後の確認

②鎖骨下静脈穿刺(胸膜と鎖骨下動脈の位置を確認後)

C：短軸(SAX)で描出した目標に交差法でアプローチ(SAX-OOP；図3❸)

①内頸静脈穿刺

②持続カテーテル留置を目的とした末梢神経ブロック(斜角筋法，鎖骨下アプローチによる腕神経叢ブロック，大腿神経ブロック)など。

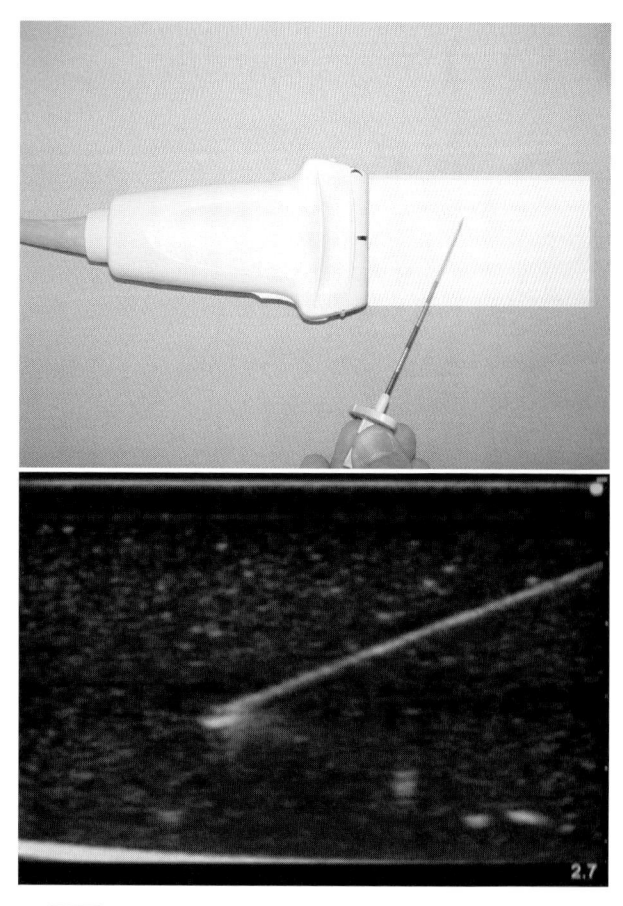

図1 平行法による針のアプローチ（上）と超音波画像（下）

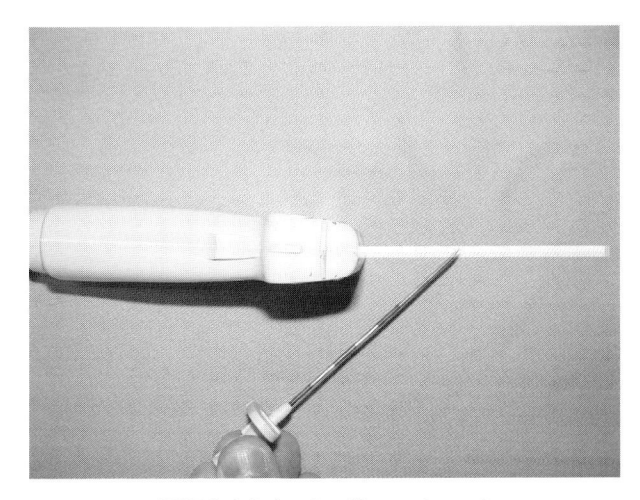

図2 交差法による針のアプローチ

D：長軸（LAX）で描出した目標に交差法でアプローチ（LAX-OOP；図3➍）

コンパートメントブロックではありうるが，通常行われない。

実際に，血管穿刺またはブロックを行っている例を提示する〔図4；内頸静脈（LAX）に留置された16Gダブルルーメンカテーテル（IP）〕。

超音波ガイド下穿刺の最大の利点は，目標とする神経・血管周囲とブロック針の位置関係を把握し，確認できることにある。適切に行えば，成功率の向上や合併症を減らすと考えられている。目標物と針先を同じ画像上に描出するトレーニングを十分積むことによりさらに成果は上がる。

また，ブロック用の絶縁電極刺激針や中心静脈穿刺用の針には，先端部分の特殊加工により，超音波画像での先端部分の視認性が改良した製品（セーフガイドニードル®日本シャーウッド；図5）が発売されている。このような針を用いることにより安全性はさらに向上する。

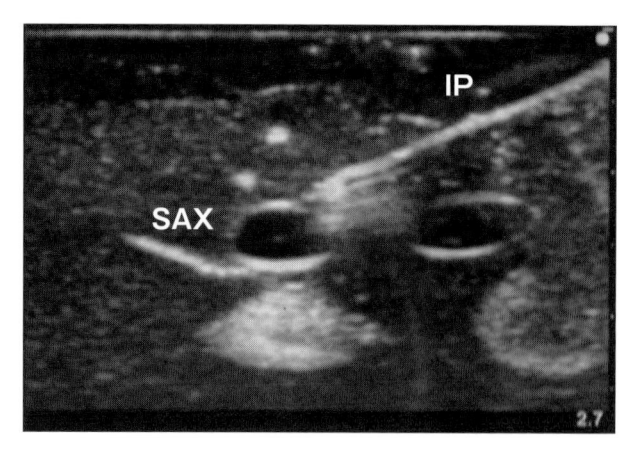

図3Ⓐ 短軸像の目標に平行法でアプローチ(SAX-IP)

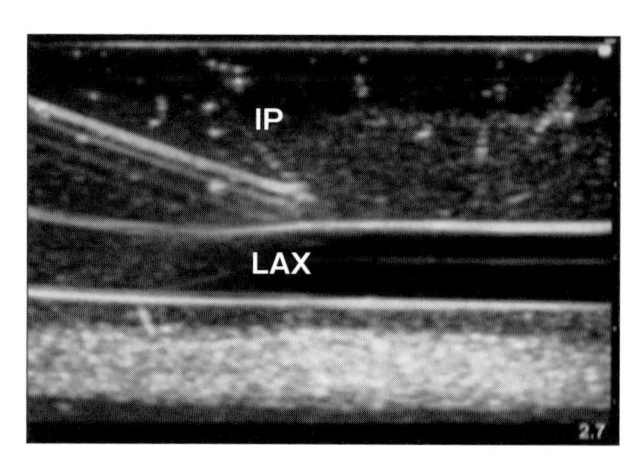

図3Ⓑ 長軸像の目標に平行法でアプローチ(LAX-IP)

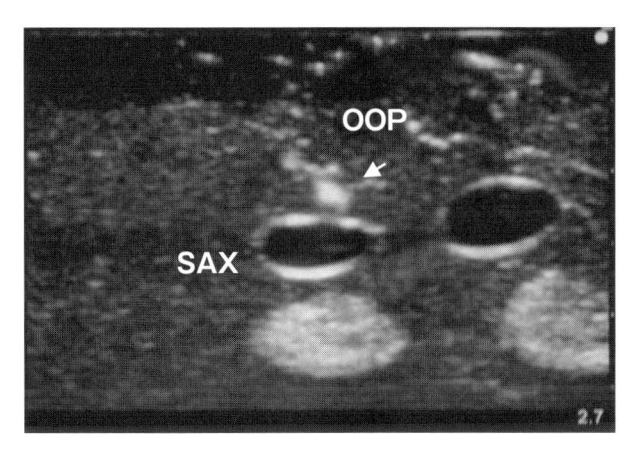

図3ⓒ 短軸像の目標に交差法でアプローチ(SAX-OOP)
⇨：針先像

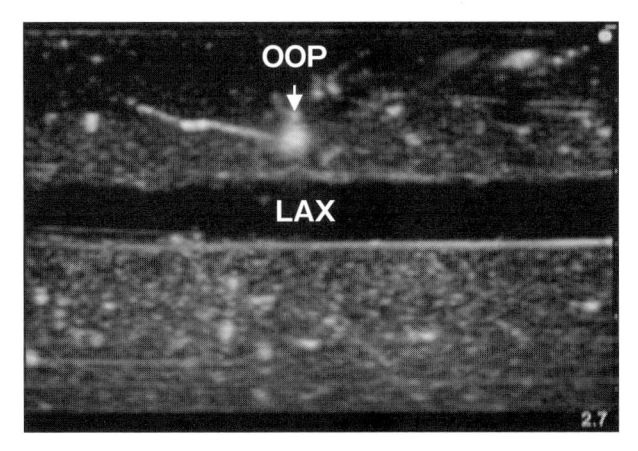

図3ⓓ 長軸像の目標に交差法でアプローチ(LAX-OOP)
⇨：針先像

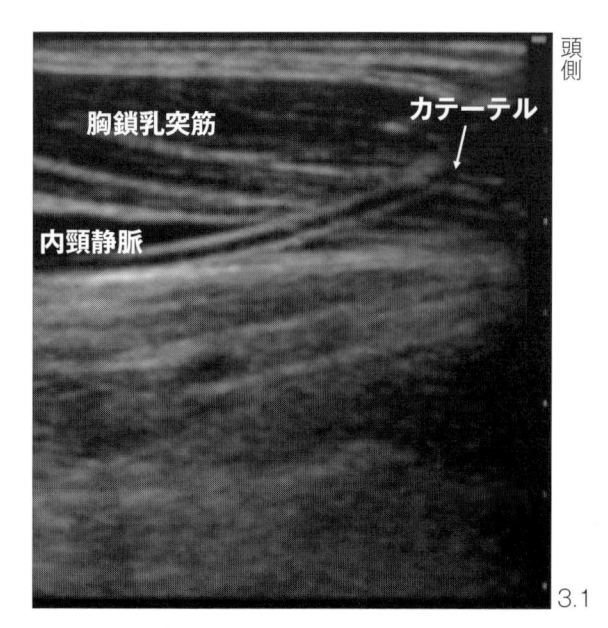

図4 内頸静脈内へ挿入が確認された留置カテーテル(LAX-IP)

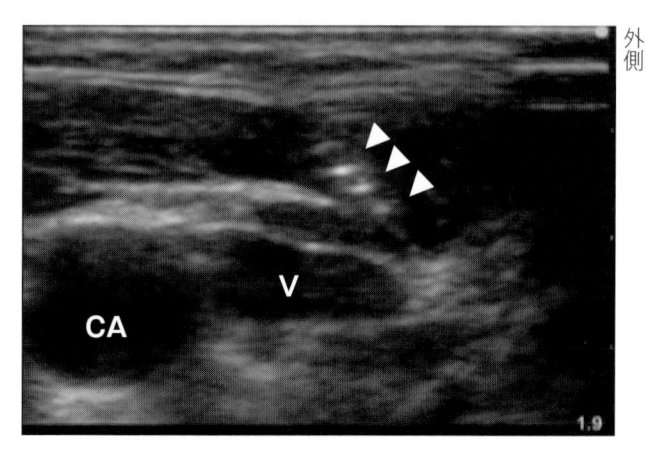

図5 視認性に優れた穿刺針の先端部超音波画像(SAX-OOP)
内頸静脈穿刺の際に針先の位置を確認することができる．
先端部分に3つの白い点状の高エコー性の反射を確認できる．

(北山　眞任)

5 清潔域でプローブを操作する手順と準備するもの

a. ブロック，穿刺に必要な物品
　神経ブロック針，滅菌ドレープ，薬盃，摂子，局所麻酔用シリンジ，滅菌カバー（専用カバーまたはサージカルドレープを使用，小型プローブであれば滅菌ゴム手袋も利用可能，滅菌輪ゴム），超音波プローブ用ゼリー，神経電気刺激装置（必要に応じて）．

b. 皮膚消毒
　ポビドンヨード液またはヒビテンアルコール液などを用い，各施設の標準的消毒法に準拠して皮膚消毒を行う．

c. 清潔超音波プローブの準備（図1）

1. 表面にゼリーを十分に塗ったプローブを上向きに持ってもらう．
2. 術者は清潔カバーを上から被せる．
3. プローブのケーブルに向かってカバーを伸ばしていく．
4. プローブ表面の滅菌ゼリーをカバー越しに指でおさえるようにしてカバーとプローブの間の気泡を除き，両者を密着させる．
5. 画面上，サイドローブ・ラインがレンズ状に見える間は密着が不十分であり，サイドローブ・ラインが平行で均一なラインとなるまでていねいに押さえる．
6. 操作中にカバーがずれないよう輪ゴムで固定する．

　超音波画像の特性から，気泡があると画像の判読が不可能になるので，シリンジ，延長管内に気泡の混入がないように細心の注意を払って準備する．

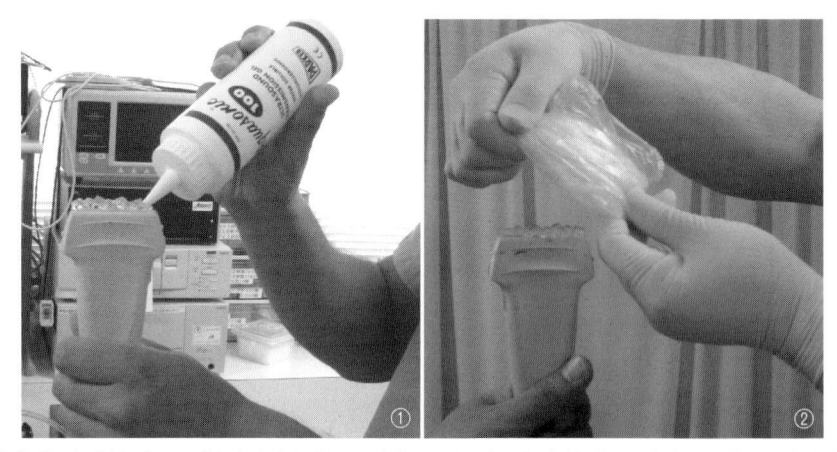

①助手に超音波プローブを上向きに持ってもらい,その上に超音波ゼリーを十分に塗ってもらう.
②助手に超音波プローブを上向きに保持してもらいながら,術者は折り返した清潔カバーを上から被せる.

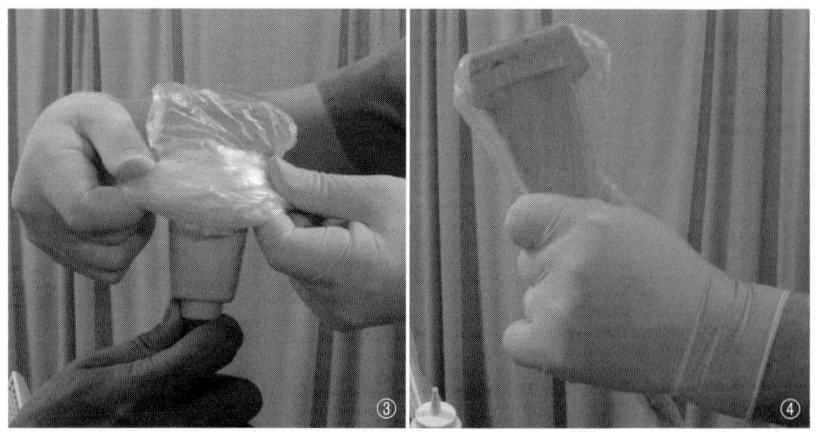

③プローブのケーブルに向かってカバーを伸ばしていく.
④カバーがある程度伸ばせた所で,術者自身がプローブを手にする.カバーをケーブル方向へ軽く引っ張りながら,同時にプローブ表面の滅菌ゼリーをカバー越しに指でおさえるようにしてカバーとプローブの間の気泡を除き,両者を密着した状態とする.

図1　清潔超音波プローブの準備

（佐藤　裕,林　英明.超音波ガイド下神経ブロックの基礎.小松　徹,佐藤　裕,瀬尾憲正ほか編.超音波ガイド下神経ブロック法ポケットマニュアル.東京：克誠堂出版；2006.p.8 より引用）

Ⓐ ゼリー塗付前のブランク画像

平行線状の多重反射像

Ⓑ ゼリー塗付，カバーをかけた直後のブランク画像

多重反射像がレンズ状に変化する．

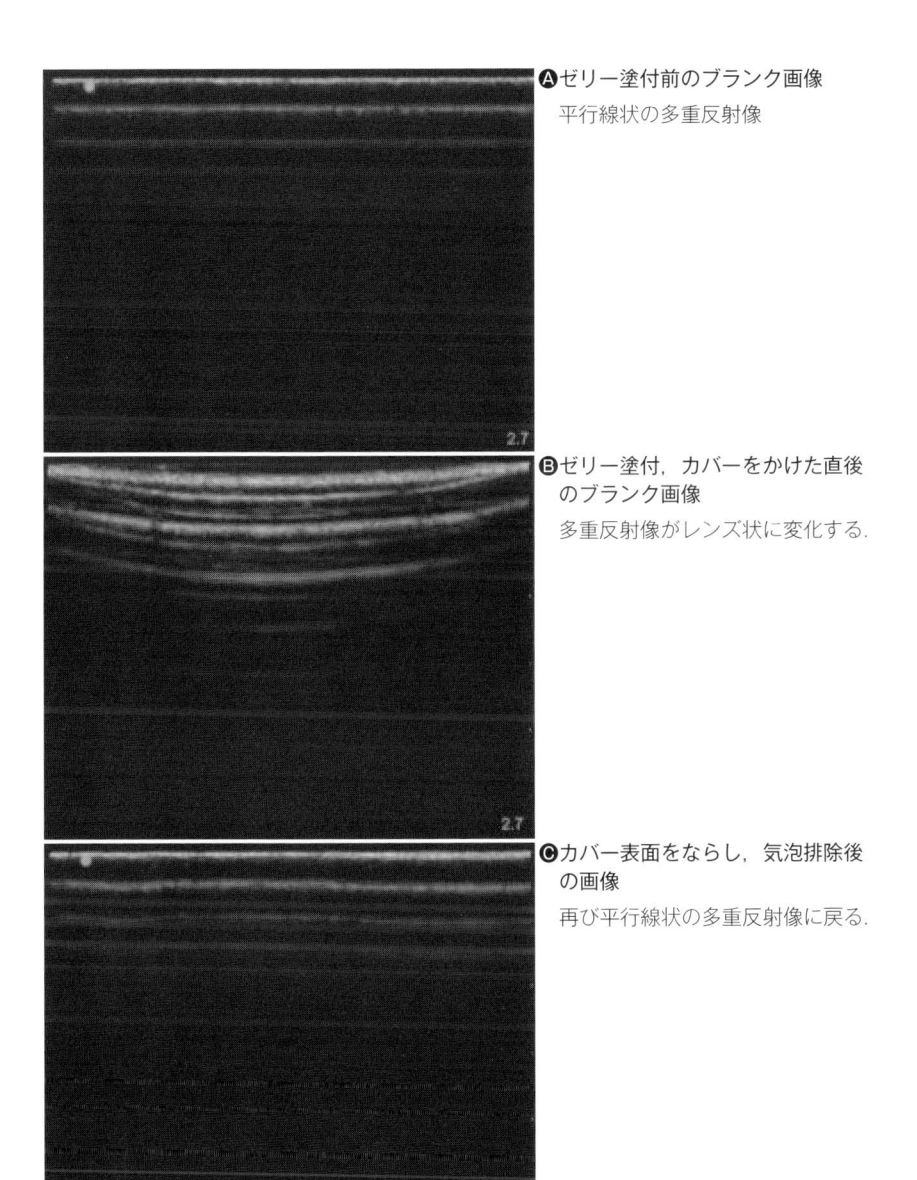

Ⓒ カバー表面をならし，気泡排除後の画像

再び平行線状の多重反射像に戻る．

図1　清潔超音波プローブの準備

⑤画面上，サイドローブ・ラインがレンズ状に見える間は密着が不十分である．
サイドローブ・ラインが再び平行で均一なラインとなるまでていねいにおさえる．
（佐藤　裕，林　英明．超音波ガイド下神経ブロックの基礎．小松　徹，佐藤　裕，瀬尾憲正ほか編．超音波ガイド下神経ブロック法ポケットマニュアル．東京：克誠堂出版；2006．p.9より引用）

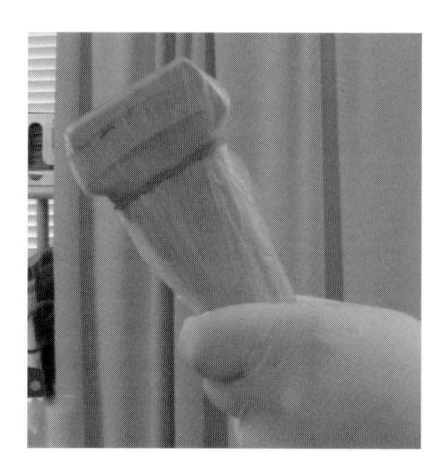

⑥最後に操作中にカバーがずれないよう輪ゴムで固定する.
図1 清潔超音波プローブの準備
（佐藤　裕,林　英明.超音波ガイド下神経ブロックの基礎.小松　徹,佐藤　裕,瀬尾憲正ほか編.超音波ガイド下神経ブロック法ポケットマニュアル.東京：克誠堂出版；2006.p.10より引用）

（廣田　和美）

第2章

A 汎用心エコー用プローブ，コンベックス型プローブでできること

1 FAST：概要と手順，実際の患者での描出

●はじめに

　重症外傷患者の初期診療においては，損傷部位の詳細な解剖学的検索の前に，生命に危険を及ぼしうる病態の有無のスクリーニングを行うことが重要である。エコーを用いて生命に危険を及ぼしうる病態の有無に的をしぼって短時間で検索を行う手技をFocused Assessment with Sonography for Trauma（FAST）といい，重症外傷患者のスクリーニング検査として広く施行されている。外傷性ショックを来す病態の鑑別診断のために，胸部および骨盤X線写真と合わせて用いられる。短時間で病態が変化しうる重症外傷患者において，FASTは繰り返しリアルタイムに状態を把握することが可能である。本項ではFAST施行の手順と，代表的な異常所見を概説する。

（適切な体位）

1. 体幹前面および両側胸腹部から短時間のうちにアプローチするために，患者体位は仰臥位を基本とする。
2. 疼痛や損傷のために体位制限がある場合には状況により，適宜最適な体位を選択する。

（プローブの選択）

　コンベックス型プローブを用いることが多い。

（プローブの位置と方向）（図1）

1. 腹部が膨隆した患者では心窩部からのアプローチでは心囊内の観察が困難なことがあり，その際はセクタ型プローブに換えて通常の傍胸骨もしくは心尖部からのアプローチで観察する。
2. 胸腔およびモリソン窩，脾周囲の描出時には，プローブを肋間のスペースに合わせることにより肋骨によるエコー信号の減衰を最小限にする。
3. ダグラス窩はプローブを恥骨上部で水平断，矢状断で観察する。

47

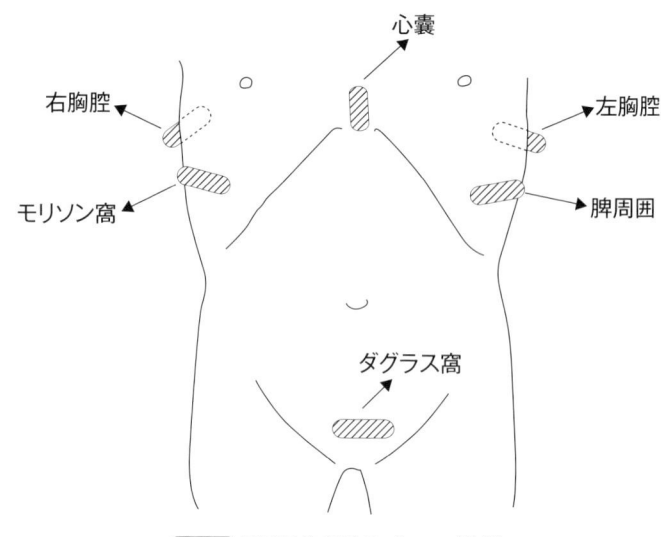

図1 FAST施行時のプローブ位置
プローブ位置の概略を示す．施行順序には一定の規則はない．

診断可能な病態

1. 心タンポナーデ，血胸，腹腔内出血の診断に有用である．
2. 他の生命に危険を及ぼしうる病態，つまり気道閉塞，緊張性気胸，長幹骨骨折，外出血，を臨床症状から鑑別することが必要である．

実際の超音波画像

各描出部位での液体貯留像（→）を**図2**～**図6**に示す．

★ 診断のコツ

1. 一般的には約200mlの腹腔内液体貯留からFASTにより検出可能といわれている．
2. 外傷による各種病態は経時的に変化しうるため，初回のFASTで異常が見られない場合でも，患者の臨床症状の変化に合わせてFASTを繰り返すことが必要である．

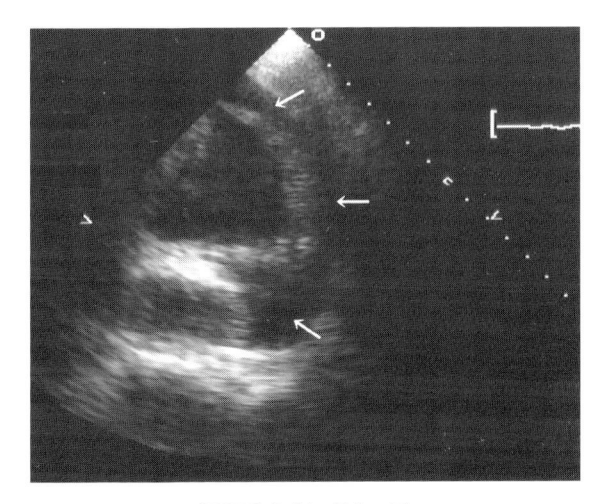

図2 心タンポナーデ

心嚢に低エコー域(⇨)を認める.

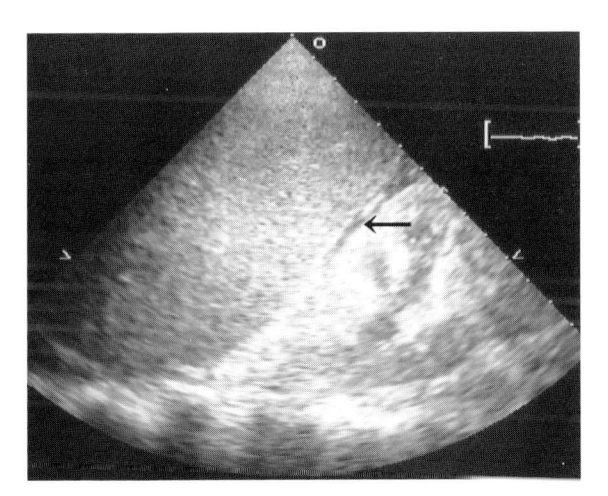

図3 モリソン窩への液体貯留

右腎臓と肝臓の境界(モリソン窩)に低エコー域(→)を認める.

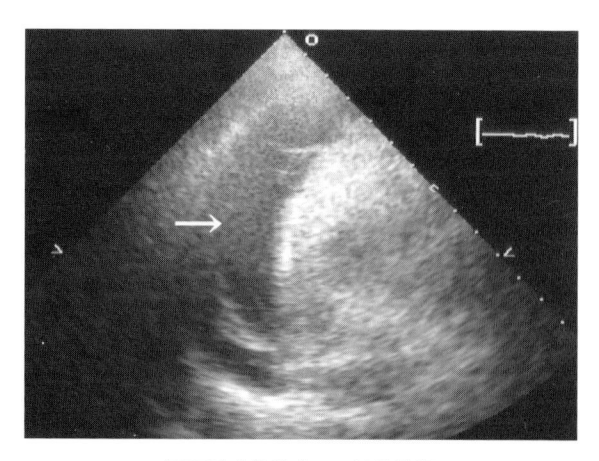

図4 右胸腔内への液体貯留
横隔膜左方の右胸腔内に低エコー域(⇨)を認める.

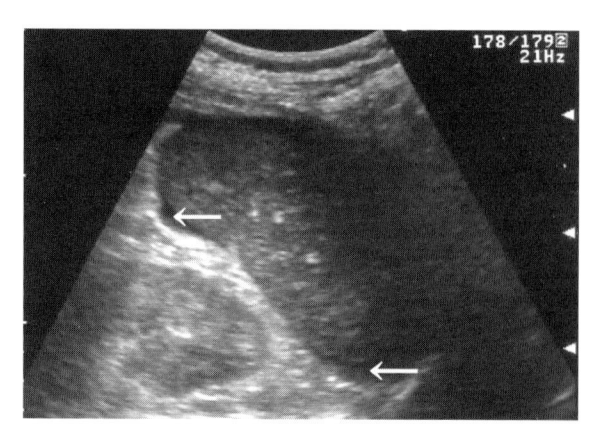

図5 脾臓周囲への液体貯留
脾臓周囲に低エコー域(⇨)を認める.

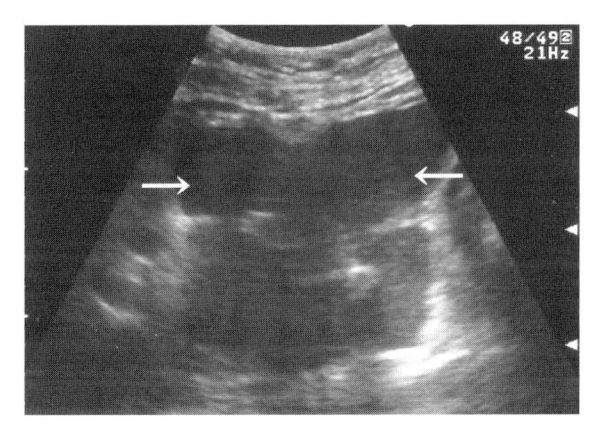

図6 ダグラス窩への液体貯留

膀胱周囲の腹腔内に低エコー域(⇨)を認める.

（大川　浩文）

2　心臓：携帯エコーでの異常所見の画像と説明
－心不全を疑った場合－

● はじめに

現在は断層法にドプラー法を重ねた方法が一般に用いられているが，時間分解能に優れたMモード法も有用性を失ってはいない。

適切な体位

通常は軽度左側臥位が好まれるが，重症患者では仰臥位で行わざるを得ない。

プローブの選択

成人では3-4MHz，小児では8MHz程度のセクタ型プローブが用いられことが多い。近年探触子は広帯域化され，分解能の向上とセカンドおよびテイッシュハーモニック法への応用が可能になっている。

実際の超音波画像

主要なアプローチと基本的断面図を示す（図1）。

診断可能な病態

多くの病態が診断可能であるが，心不全を疑った場合のアプローチを示す。
1. 原因となる心疾患があるか？（壁運動異常，弁疾患，心筋症，先天性心疾患など）
2. 収縮不全があるか？
3. 拡張不全があるか？
4. 推定肺動脈圧，推定右房圧は？

a. 原因となる心疾患

- **壁運動異常**：主に心筋壁と内膜の観察により判断する。収縮期には心筋は厚くなりながら中心に向かって移動するのが正常である。収縮は，normokinesis（正常収縮），hypokinesis（低収縮，収縮期の壁厚増加が30％以下），akinesis（無収縮，収縮期の壁厚増加が10％以下），dyskinesis（奇異性収縮）に分かれる。左心室を16-17のセグメントに分け判断することが勧められている。また壁運動評価

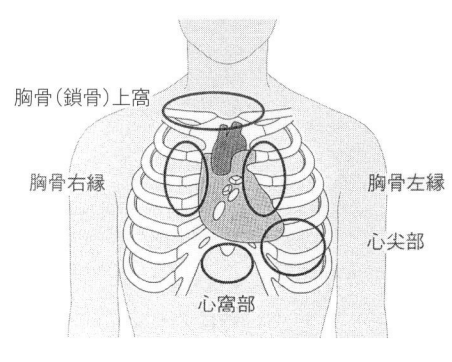

Ⓐ 主要なアプローチ

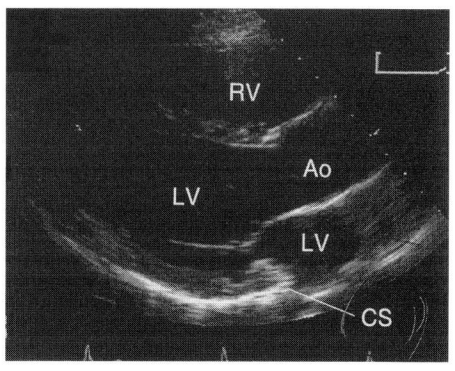

Ⓑ 傍胸骨左室長軸断面

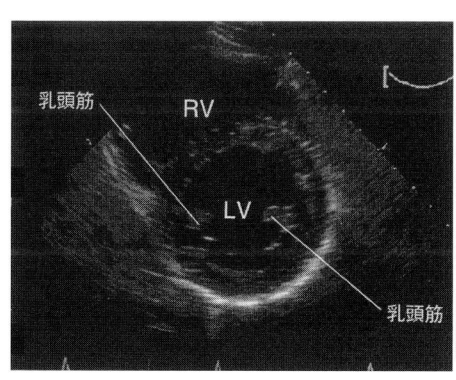

Ⓒ 傍胸骨左室短軸断面「乳頭筋レベル」

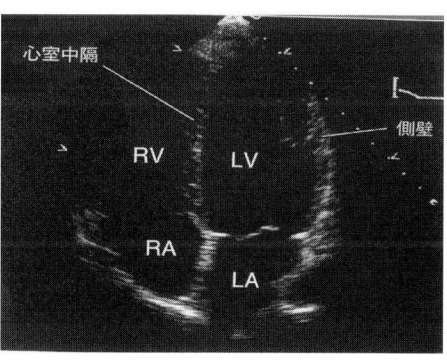

Ⓓ 心尖部四腔断面

図1 主なアプローチと基本断面

(Ⓐ:藤井洋子,八木登志員,田辺一明.良い断層像を撮るコツ.心エコー2007;8:670より引用)

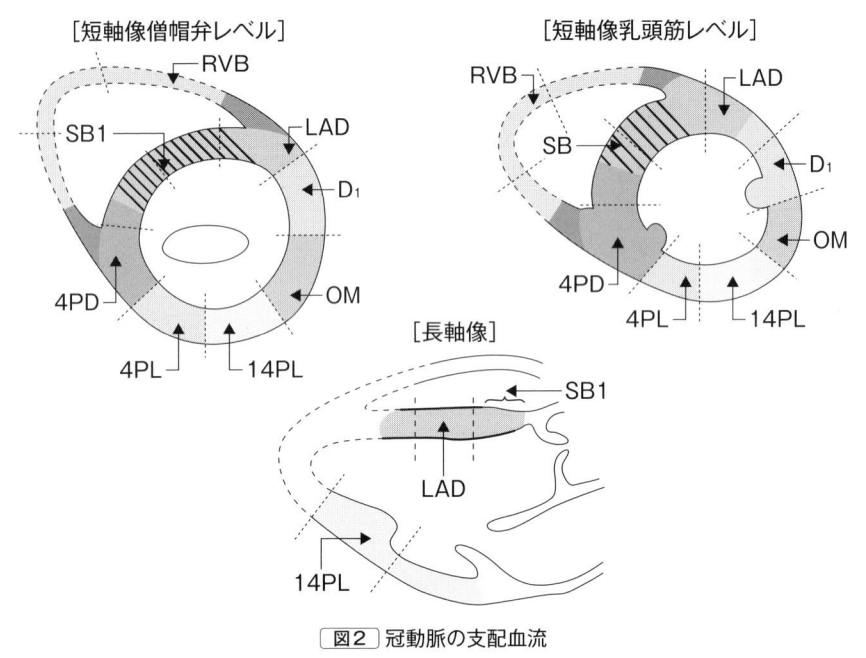

[短軸像僧帽弁レベル]　　　　　　[短軸像乳頭筋レベル]

[長軸像]

図2 冠動脈の支配血流

（岩倉克臣．虚血での壁運動異常．心エコー2004；5：1088より引用）

を5段階にスコア化し，その合計を分画数で除することによりwall motion score indexを算出し半定量的に評価できる．冠動脈枝の支配領域と短軸像の関係を示す（ 図2 ）．

b．収縮機能

心臓の全体運動を示すことは，その形状，心筋の走行，また局所壁運動異常などが重なり困難なことが多い．駆出率，左室内径短縮率，Tei index，組織ドプラーなど，収縮機能を評価するする種々の試みが行われている．

❶駆出率（ejection fraction：EF）：左室駆出率は左室拡張末期容積から左心収縮末期容積もの，すなわち1回拍出量を左心室拡張末期容積で除したものである．左心室全体の容積を用いるので，局所の左心室壁運動異常によってもたらされる誤りを避けることができる．

❷左室内径短縮率（% fractional shortening：%FS）：%FSはMモードまたは断層エコーから得られた左心拡張期末径から左心収縮末期径の差を左室拡張末期径で除したものである．左心室容積の算出が不要なため計算が簡便である．正常値

図3 Tei indexの計算方法

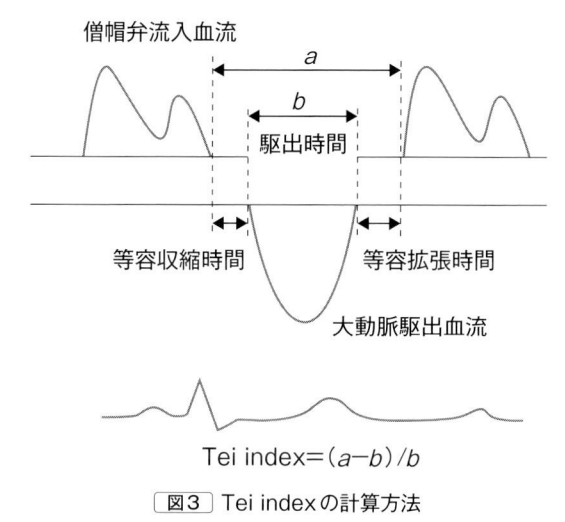

(尾辻 豊,鄭 忠和. Tei indexによる総合的心機能評価. 心エコー 2007；8：821より引用)

は30–50%である．局所壁運動異常を有するときには使用できない．

3 Tei index：通常ドプラー心エコー法により，僧帽弁血流と大動脈弁血流を測定することにより得られる．等容収縮および等容拡張時間(isovolemic contraction time：ICTおよびisovolemic relaxation time：IRT)は収縮能および拡張能を反映する．駆出時間(ET)は1回拍出量を反映する．ICT/ETおよびIRT/ETはそれぞれ収縮能および拡張能を表す指標となる．ICT/ETおよびIRT/ETの和は総合的な心機能を反映する．僧帽弁流入血流が終了してから再開始するまでを時間aと時間aはICT，ETおよびIRTを合計した時間となる．大動脈への駆出持続時間をbとすると，この時間はETと同じである．このように時間aと時間bを測定するとTei index=(a-b)/b=(ICT+IRT)/ETと計算できる(図3)．Tei Indexは簡便に計算でき，負荷非依存性の収縮能と拡張能を連動させて評価する総合的な指標とされる．

4 組織ドプラー：心臓内構造物のターゲットにサンプルボリュームを設定し，その部位の速度変化を時間軸上に実時間で表示し，組織の運動速波形を得る手法である．心尖部四腔断層像の左室側壁や心室中隔の弁輪部にサンプルボリュームを設定する．正常の僧帽弁輪運動波形は，収縮期第1波(Sw1, 等容収縮期の僧帽弁輪の

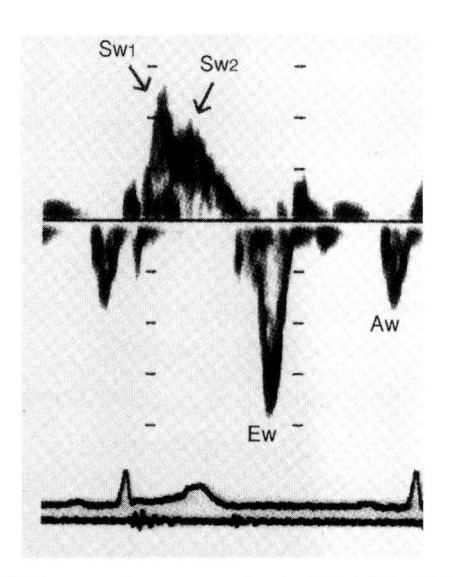

図4 組織ドプラーによる波形（長軸方向僧帽弁輪）
（田畑智継，大木 崇．組織ドプラ法の正常値．心エコー 2003；4：712より改変引用）

心尖部方向へ動き），収縮期第2波（Sw2，駆出期の僧帽弁輪の心尖部方向への動き），拡張早期波（Ew，拡張早期の左心室弛緩能を繁栄する），心房収縮期波（Aw，左心房の収縮能と心房収縮期の左室コンプライアンスを反映する）から構成される（ **図4** ）。これらから左室拡張能の評価，左室収縮能の，左室充満圧の推定などが可能である。

c. 拡張機能

長軸像で僧帽弁血流を弁尖の部位でパルスドプラー法を用い測定する。僧帽弁血流はE波（拡張早期波）とA波（心房収縮期波）に分かれ，その比は左心室拡張能の判定に用いられる。拡張能障害が進行するとpseudo normalizationと呼ばれる偽正常化が生じるが，鑑別には肺静脈血流や組織ドプラーが用いられている（ **図5** ）。

d. 推定肺動脈圧，推定右房圧

肺動脈圧は長軸像で三尖弁血流速度を測定し，$P=4V^2+10$ (mmHg)（V＝三尖弁血流速度m/sec）で求められる。右房圧は，下大静脈径を測定し，呼吸変動も合わせて評価する。下大静脈径が1.5cm以下で右房圧は0–5mmHg，1.5–2.5cmでは右房圧は5–10mmHg，2.5cm以上では右房圧は10–15mmHgとされる。呼吸性変動50％以上がhypovolemiaとされる。

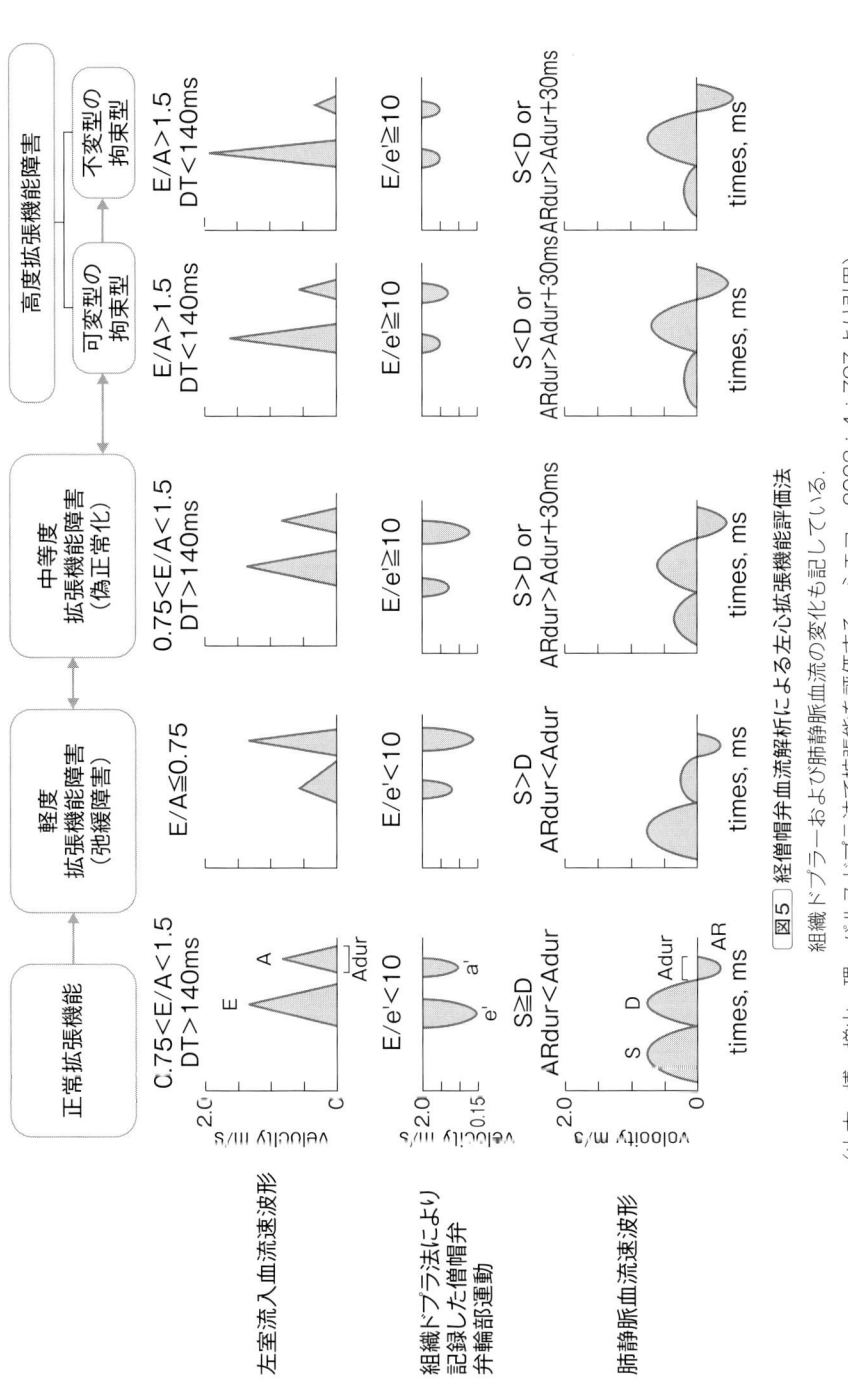

図5 経僧帽弁血流解析による左心拡張機能評価法

組織ドプラーおよび肺静脈血流ドプラ法で拡張能を評価する。パルスドプラ法で拡張能の変化を記している。

(山本一博, 増山 理. 心エコー 2003；4：797 より引用)

(坪 敏仁)

3 肺の超音波診断

● はじめに

呼吸器系は骨格系に囲まれ，かつ気道や肺胞に空気を含む臓器である。超音波を阻む構造に囲まれているために，あまり超音波検査が適応とはされてこなかった。しかし，空気が減少・消失する病態が存在すれば，骨組織を避けるように超音波探触子の位置を工夫することにより，病変が描出される。最近は組織のアーチファクトの解析も利用され，超音波の有用性が高まったと思われる。

適切な体位

前胸部と側胸部に対しては仰臥位で，後背部に対しては側臥位で行う。

プローブの選択

3-5MHzのセクタ型プローブ

プローブの位置と方向

①前胸部，②側胸部，③後背部に分け探索。胸膜に対して直角に入射する。断層像とMモードを使用し，ドプラーはあまり用いられていない。

実際の超音波画像

図1 〜 図4 に肺の超音波画像を示す。

診断可能な病態

超音波探触子を正常肺に当てると肋骨とその間に，壁側胸膜，臓側胸膜，臓側胸膜直下の空気からなるひとつの線状エコーを胸膜コンプレックスと呼ぶ。また胸膜の繰り返すサインが認められ，Aサインと命名されている（図1）。また呼吸で胸膜がすれる動きをlung slidingと呼び，いずれも正常肺のサインとされる。

a. Interstitial syndrome

急性呼吸促迫症候群（acute respiratory distress syndrome：ARDS），心不全，肺炎および慢性間質性病変などで認められる。胸部X線では全く診断ができない。胸

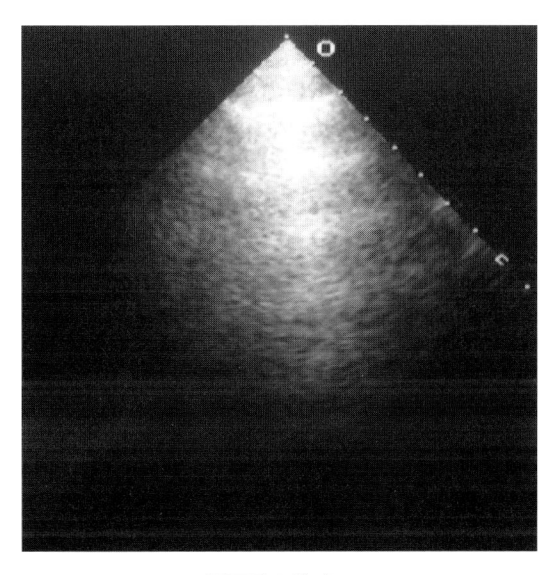

図1 Aサイン
胸膜の繰り返す像が認められる．この線状エコーが内部で移動し，lung slidingと呼ばれる．

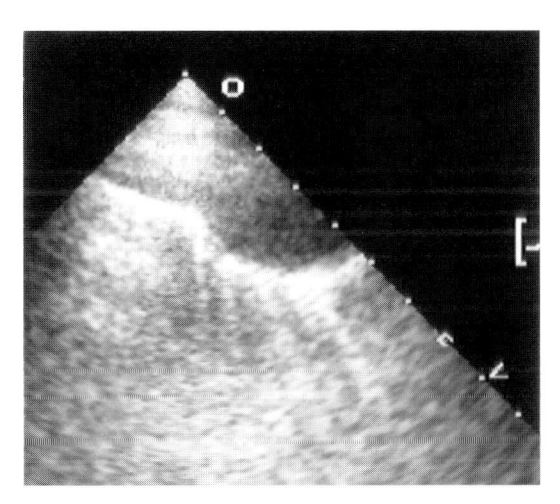

図2 Coment-tail artifact
厚みを増した葉間septaで超音波が反射を繰り返すために生じる．

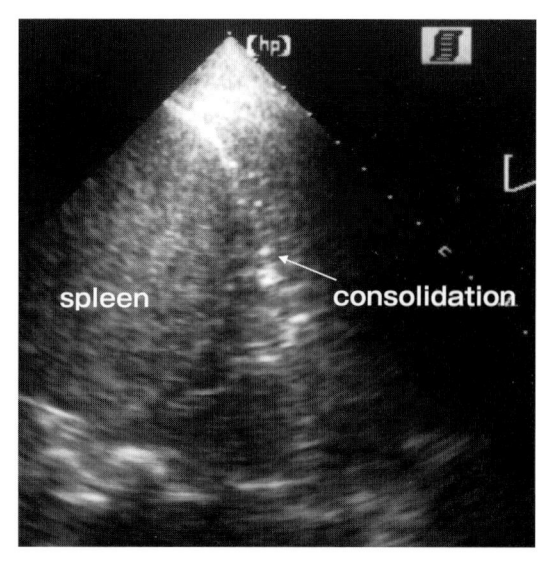

図3 alveolar consolidation
左肺底部に脾臓に接してconsolidationが見える．
内部に高輝度のair bronchogramが散見される．

膜下の葉間septaの水分を含んだ肥厚が原因となるとされる．Comet-tail artifactが診断の決め手となる（**図2**）．約0.4mmの振幅の超音波がインピーダンスの異なる組織の間で反射の所の繰り返しを生じる．原因は通常の葉間septaでは厚さが300μmであるが水分を含み700μm程度になるためと推察されている．

b. Alevolar consolidation

　主に肺実質が液体と少量の空気を含む状態で，背側に形成されることが多い．ARDS，肺炎，胸水などで生じる．超音波的特長としては，肺実質内にair bronchogram，fluid bronchogramおよび残存空気が認められる．CTとconsolidation断面積との相関が報告され，超音波でvolume評価が可能である．胸部X線写真では判定しにくい．超音波による感受性と特異性はおのおの90％と98％とされる（**図3**）．

c. 胸　水

　胸水は液体が存在する主に無エコー領域として観察される．超音波検査は仰臥位や側臥位で行うのが一般的であるが，胸水はベッドとの間にあり，完全な全体層を把握するのは困難なことが多い．少量の胸水は安静時には横隔膜上に蓄積を認める．Mモー

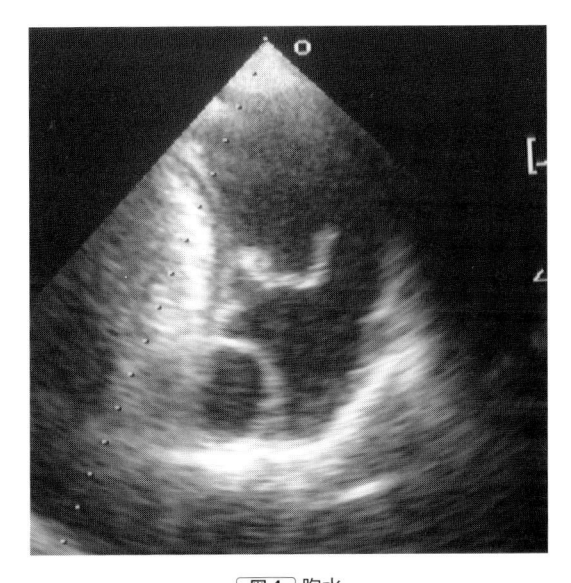

図4 胸水
脾臓・横隔膜上に蓄積する胸水．内部に浮遊組織を認める．

ドでは上方が壁側胸膜で後方が臓側胸膜の呼吸変動を示すジヌソイドサインが胸水の確定に有用である。ジヌソイドサインは胸水に特有であり，また胸水の粘度が低いことの証明となる。超音波は胸部X線よりは精度がよいが，CTと比較すると感受性では94％，特異性では86％とされるが，10mm以上の胸水では特異性94％と上昇する（**図4**）。

ICUの患者では62％の患者で胸水を認め，41％ではすでに入室時に存在するという。原因は心不全（35％），無気肺（35％），機能的胸水および膿胸などである。

胸水は，漏出液，滲出液，膿胸などに分類され，漏出液は一般に無エコーとされる。浸出液はエコー原性で，内部にさまざまなデブリスを認めることが多い。

d. 気　胸

近年気胸の診断にも，artifactを利用して，超音波が用いられている。lung slideの消失が認められ，感受性100％という。気胸の境界を確認するにはlungポイントと呼ばれるエコー変化の境目を確認することが重要といわれている。感受性66％，特異性100％であり，気胸以外には認められないサインとされる。超音波は緊急の場でも，放射線の被曝なく，安価な，感受性の高い，気胸の優れた検出法といわれている。

（坪　敏仁）

4 腹部大動脈：異常所見の画像

● はじめに

　腹部大動脈は椎体の左前方を走行していて，肝背側から腎動脈分岐部までは約2cmの直径が正常である．腹部大動脈に対するエコー検査は胸部，背部，腰部の痛みに対する診断や，腹部エコー検査の一環として，また人間ドックでの血管年齢のスクリーニングとして施行されることが多い．

適切な体位

　通常は仰臥位

プローブの選択

　3-5MHzの通常のセクタ型プローブ，コンベックス型プローブのいずれでも観察可能である．

プローブの位置と方向 （図1）

1. 心窩部からアプローチを始めると描出しやすい．
2. 腹部正中横走査では，椎体前面に腹部大動脈と下大静脈の短軸像を描出することが可能である．
3. 長軸像を描出する場合には，頭側を左側にすることが一般的である．

診断可能な病態　実際の超音波画像

a. 動脈硬化

1. 壁の性状の異常（壁の不整や内径の不均一，石灰化によるエコーレベルの上昇や音響陰影など）は動脈硬化で認められる（図2）．
2. 動脈硬化が高度な場合は血管壁に粥腫が付着している場合もある．
3. 加齢に伴う生理的変化の場合と，病的な石灰化の判断は，必ずしも明確ではない．

b. 腹部大動脈瘤

1. 大動脈径の拡張により診断する（図3）．
2. 血流の異常により生じた血栓が存在している場合もある．

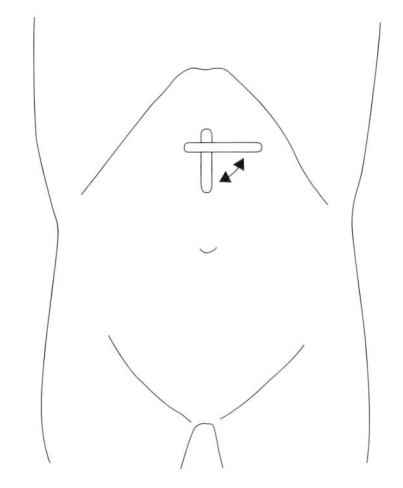

図1 腹部大動脈描出時のプローブ位置

心窩部で上腹部縦，横走査で描出したのちに，位置を微調整する．

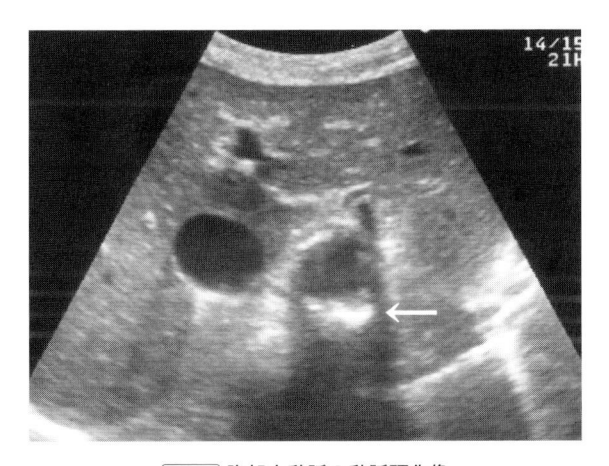

図2 腹部大動脈の動脈硬化像

動脈壁の石灰化による高エコーや音響陰影，壁の不整（⇨）を認める．

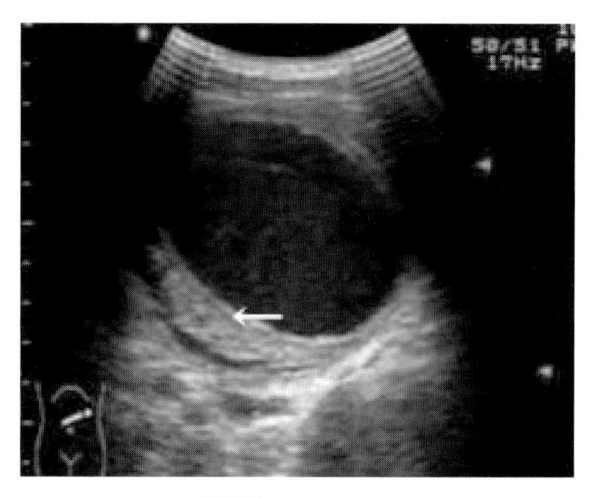

図3 腹部大動脈瘤
大動脈径の拡張と壁への血栓の付着(⇨)を認める．

3 拡張の範囲が限局性か，広範囲かによって動脈瘤の形状が推察可能である。
4 直径5(もしくは4)cm以上では破裂の危険性が高いため手術適応を考慮する。

c. 急性大動脈解離
1 血管内腔に膜様の超音波画像(内膜フラップ)が描出される(**図4**)。
2 ドプラー法を用いて真腔，偽腔および腹部主要分岐血管の血流の評価が可能である。

★ 診断のコツ
1 観察の要点としては壁の性状(壁の不整や石灰化)，大動脈径の異常(特に拡張)，動脈内にフラップがないか，を重点的に確認する。
2 腸管内ガスにより描出が困難な場合は，軽度の体位変換を行うか，時間が経過した後に繰り返すことで対処する。
3 ドプラー法で血流の情報を得る。

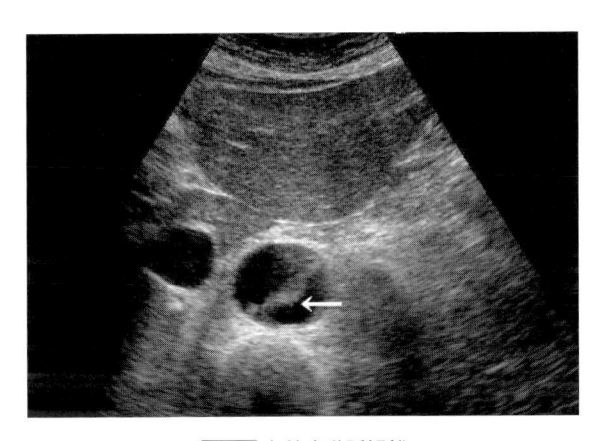

図4 急性大動脈解離

血管内腔に膜様の超音波画像(内膜フラップ)(⇨)を認める.

(大川　浩文)

B 表在用高周波プローブでできること

1 下肢深部静脈血栓症 —大腿静脈,膝窩静脈—

● はじめに

　深部静脈血栓症は下肢症状のみならず突然死の原因となる肺塞栓症の原因としても注目されている。下肢の腫脹を来すとされるが無症状のことも少なくない。術後のリハビリ中の発症など不幸な転帰を取ることもある。したがって早期発見と治療が望ましい。わが国の年間症例数は約4,000例（2000年）と推計され,増加傾向である。全身麻酔中の塞栓症は自覚症状に欠けるため発見が遅れがちである。従来,日本人は塞栓ができにくい体質とされてきた。しかし,近年塞栓症の発症率は増加の一途をたどっている。塞栓症は一度発症すると治療は困難である。特に肺塞栓症は時に致命的であるため予防が重要である。事前にリスクがわかれば静脈フィルターの留置などの措置が講じられよう。従来診断には造影が主体であった。しかし,造影剤に対する過敏症,被曝の問題など全例のスクリーニングとして実施するには無理がある。その点,超音波診断は基本的に無侵襲であり,設備も特別なものを要せず,ベッドサイドでも行える。今後さらに機器の改良が進み軽量,高解像度のものが開発されれば,スクリーニングの手段として,また周術期の有力な診断法として重要性が増すであろう。麻酔科医としても習熟しておくことが望ましい。

解 剖

　下肢の深部静脈は中枢より大腿静脈,膝窩静脈,前脛骨静脈,後脛骨静脈がある。同名の動脈と伴行する。

適切な体位

　基本的に下肢の静脈は坐位であると観察しやすい。しかし仰臥位でも可能である。

プローブの選択

　頸動脈に比べ走査対象は比較的深い位置にあるが,頸動脈と同様の仕様でよい。
　7.5–10MHz高周波リニア型プローブ（肥満者の場合はコンベックス型プローブを必

要とする場合もある）。

プローブの位置と方向

1. まず短軸像で目的の脈管を走査する。
2. プローブを軽く圧迫し，動脈と静脈の鑑別をするのが望ましい。
3. 塞栓の剥離を予防するため圧迫は愛護的に行い，中枢側から末梢側に向かうようにする。

    膝窩静脈に関しては中枢から末梢にいくにつれ，内側から外側に走行する傾向にある。
4. 下腿静脈は描出が難しく，塞栓の診断率も低いので，大腿静脈と膝窩静脈の走査を優先したほうが効果的であろう。

実際の超音波画像 （正常下肢の各部位の短軸像 図1 ～ 図3 ）

正常な静脈は中空構造を成し，変形しやすい。 図1 は大腿静脈， 図2 は膝窩静脈， 図3 は下腿静脈である。圧迫により静脈が圧排されているのがわかる。すなわち正常な静脈は，

1. 中空構造である。
2. プローブで圧迫するとほぼ完全に圧排される。
3. 末梢側を用手的に圧迫することにより静脈還流を増加し（下腿ミルキング反応），カラードプラー画像で拍動性の動脈と鑑別ができる。

診断可能な病態

a. 深部静脈血栓症

静脈内に血栓が存在すると以下のような特徴の所見が見られる。

1. 静脈の管腔内に高輝度の構造物の存在
2. ただし，新鮮な血栓は石灰化が進行していないので輝度が低い。
3. プローブで圧迫しても圧排されにくい静脈腔

    （ただし，執拗に行うと血栓を剥離させる危険があることに留意）
4. カラードプラー法による静脈血流の欠損

腹側　　　　　　　　　外側

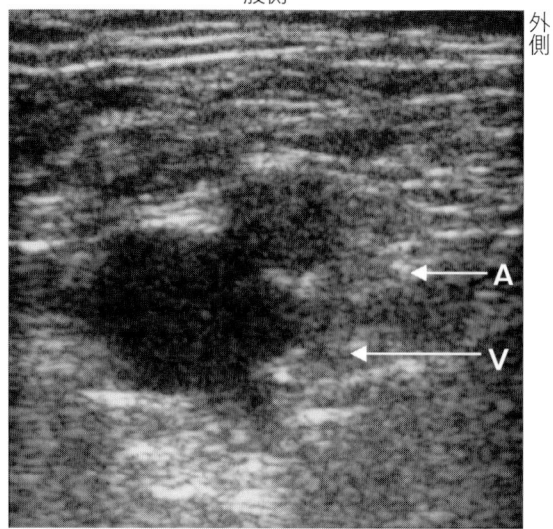

Ⓐ右大腿静脈正常横断面（短軸像）

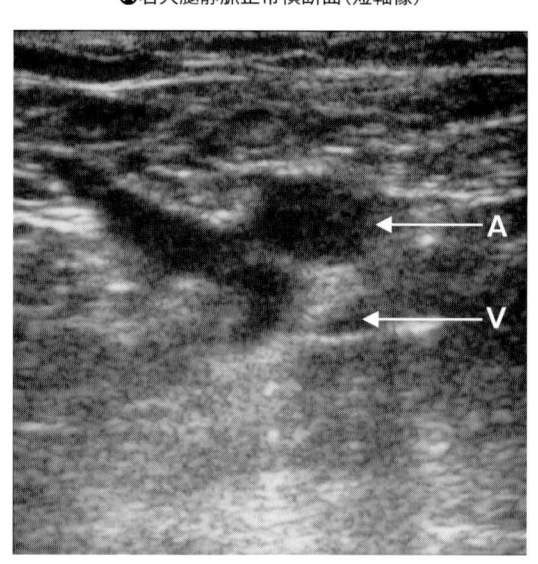

Ⓑ右大腿静脈圧迫横断面（短軸像）

図1　右大腿静脈

膝窩部後面

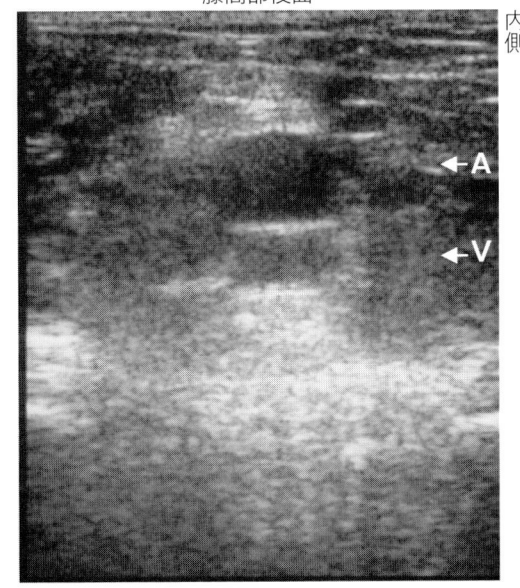

内側

←A
←V

Ⓐ右膝窩静脈正常横断面（短軸像）

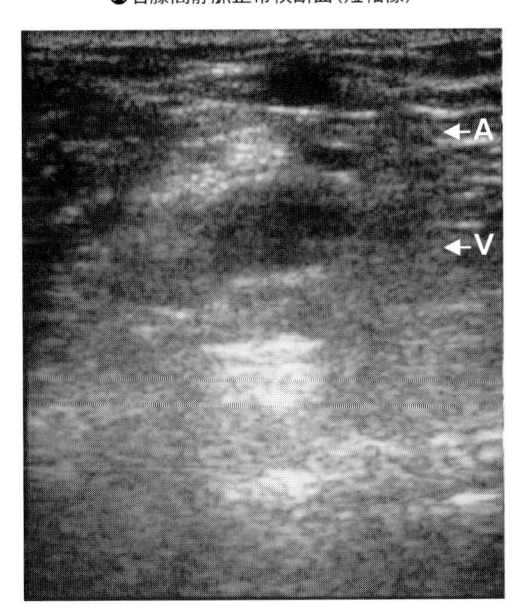

←A
←V

Ⓑ右膝窩静脈圧迫横断面（短軸像）

図2 右膝窩静脈

下腿後面

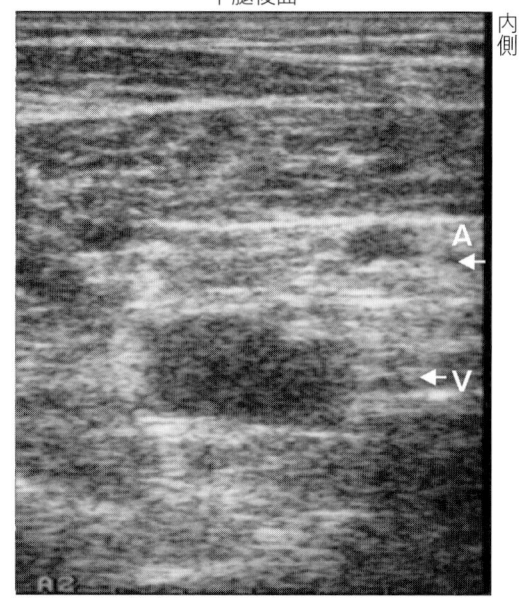

内側

A

V

❹正常横断面（短軸像）

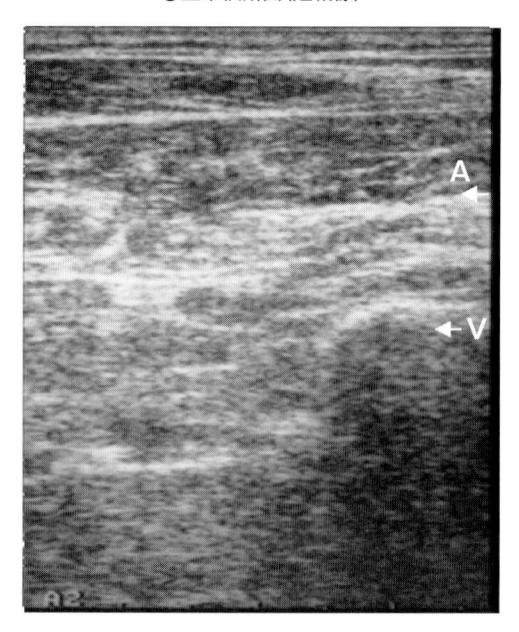

A

V

❺圧迫横断面（短軸像）

図3 右腓腹筋周囲脈管

b. リンパ浮腫，下腿皮下浮腫

❶深部静脈血栓症は静脈内の塞栓が存在するが，リンパ浮腫は皮下の肥厚，液体貯留がある。

❷深部静脈血栓症は筋組織を含めた全体の腫脹である。

★診断のコツ

❶短軸像でまず観察する。

❷動脈と静脈を区別する。

❸中枢から末梢へ向けて観察する。

（櫛方　哲也）

2 頸動脈，椎骨動脈計測IMT

●はじめに

　内中膜厚（intima-media thickness：IMT）は頸動脈の内膜と中膜の合計の厚さである。エコー上内膜は高輝度，中膜は低輝度として描出されるが，厳密な区別は現時点では不可能であるため両者を合わせて測定している。評価法の詳細は成書を参照されたいが，以下のことを参考にするとよい。

1. 加齢により増加する。
2. 正常値は年齢を問わず1.1mm未満が正常と考えられている。
3. IMTが増加すると冠動脈疾患，脳血管疾患の危険性が増す。

　麻酔科医が事前にIMTを評価することで心血管障害，脳血管障害の潜在的な危険性をある程度予測できる可能性がある。また，周術期血圧の変動の程度もある程度は予測できる。しかし，IMTとこれらの指標との相関関係など定量的な評価は今後の発展に期待するところ大である。

解 剖

　動脈の組織は内膜，中膜，外膜からなる。頸動脈は中膜に平滑筋細胞が多く存在し，血圧の変動に良く耐える構造を有する。血管内腔から高輝度（内膜），低輝度（中膜），高輝度（外膜）の順に並ぶ。このうち内膜と中膜は完全に分離して描出できないため，両者を合わせ，内膜–中膜複合体（intima-media complex：IMC）と称する。

適切な体位

　頸動脈の描出にあたっては以下の点に留意すると観察範囲が広く取れてよい。

1. 仰臥位
2. sniffing position
3. 検査側と反対方向に回旋する。

プローブの選択

　7–10MHz以上の高周波リニア型プローブまたはマイクロコンベックス型プローブ

プローブの位置と方向

1. 総頸動脈を短軸像で描出する。
   鎖骨上縁から下顎下縁までを走査
2. 総頸動脈を画面の中央に位置したまま，プローブを90°回転させ長軸像を描出

血管の同定は短軸像のほうが容易であるので，まず短軸像を最初に描出したほうがよい。

なお，日本脳神経外科学会の頸部血管超音波検査ガイドライン（2006）によると短軸像は足元から見上げた方向に描出するように定められている。この方法では画面の左側に実体の右側が描出される。

しかしながら，麻酔科医の視点では頭側から見たほうがより実践的と考え，付録図ではこのガイドラインと逆になっているので了解されたい。つまり，画面の右側は実体の右側である。超音波ガイド下に内頸静脈を穿刺する場合，この描出法になるはずである。

実際の超音波画像 （図1 ～ 図2）

a. 頸動脈の同定

鑑別すべき構造は，
1. 静脈（内頸）と動脈（総頸）
2. 内頸動脈と外頸動脈

静脈と動脈の鑑別は以下の点を参考にするとよい。
- 静脈のほうが動脈より太い。
- 静脈は外側に位置する。
- 静脈は変形しやすい。

実際は動脈を触診しながらプローブを当てて鑑別することになる。頸静脈は変形しやすいため，プローブで軽く圧迫し虚脱させるか，バルサルバ手技など〔気管挿管中は呼気終末陽圧（positive end-expiratory pressure：PEEP）を加える〕で頸静脈を怒張させるなどして，動脈と鑑別するとよい。動脈はこのような手技によっても変形しにくいので鑑別は比較的容易である。ただし，動脈を極端に圧迫することは避けたほうがよい。圧迫により，プラークが剝離し脳梗塞など思わぬ合併症を引き起こす危険性も考えられるからである。高齢者に頸動脈洞マッサージが推奨されないのと同じ理由と考えてよい。

図1 に右総頸動脈の超音波画像を示した。まず短軸の正常像を示す。動脈は内側に位置する（図1 Ⓐ）。プローブで圧迫すると内頸静脈は虚脱するが，総頸動脈の形状は保たれる（図1 Ⓑ）。PEEPを用手的に与えると内頸静脈は怒張する（図1 Ⓒ）。このような手技と触診によって両者の鑑別は可能である。以下長軸像を示す（図1 Ⓓ 図1 Ⓔ）。

b.プラークの評価

1 輝度：以下の構造に対応すると考えられている。
- 低輝度は粥腫，血腫
- 等輝度は線維化
- 高輝度は石灰化

2 表面の性状：プラークの破綻により潰瘍が発症するといわれている。つまり潰瘍の存在はプラークの脆弱さを示唆し，塞栓症の危険がある。

3 エコー像の均一性

4 可動性

c.椎骨動脈の同定

解剖学的に総頸動脈より深部に位置し，椎骨の近傍にあるため，描出はそれほど容易ではない。体位，プローブの選択は頸動脈と同様でよい。総頸動脈の長軸像を描出したままプローブを外側に傾けると深部で拍動する脈管が観察される。静脈との鑑別は圧迫やPEEPでは困難であり，ドプラー法を利用するのも一法である。また狭い体表部位から深い部分の描出を可能にしたマイクロコンベックス型プローブの使用により，C7横突起上の椎骨動脈をより鮮明に観察可能であるが十分な普及に至っていない（図2）。

> 診断可能な病態

1 頸動脈・椎骨動脈内膜剝離
2 頸動脈・椎骨動脈狭窄
3 頸動脈・椎骨動脈粥状腫
4 頸動脈・椎骨動脈走行異常
5 頸動脈・椎骨動脈炎など。

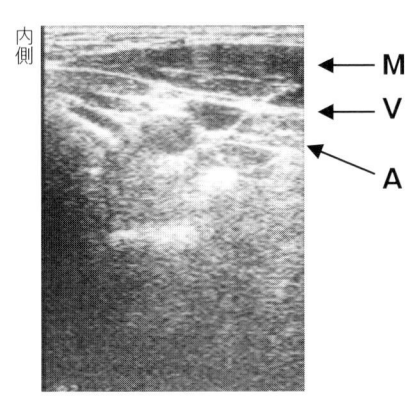

Ⓐ 右頸動脈正常横断面(短軸像)

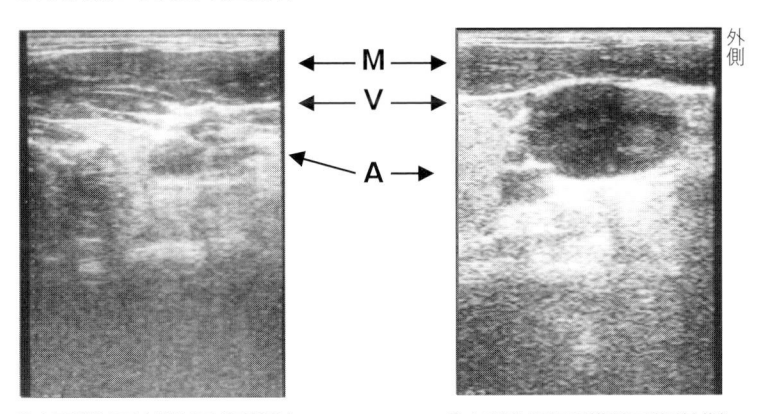

Ⓑ 右頸動脈圧迫横断面(短軸像)

Ⓒ 右頸動脈怒張横断面(短軸像)

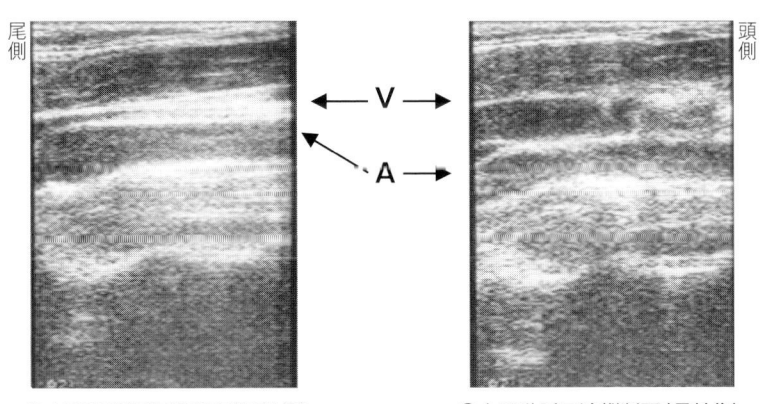

Ⓓ 右頸動脈怒張縦断面(長軸像)

Ⓔ 右頸動脈圧迫縦断面(長軸像)

図1 右総頸動脈の超音波画像

V:内頸静脈, A:総頸動脈, M:胸鎖乳突筋

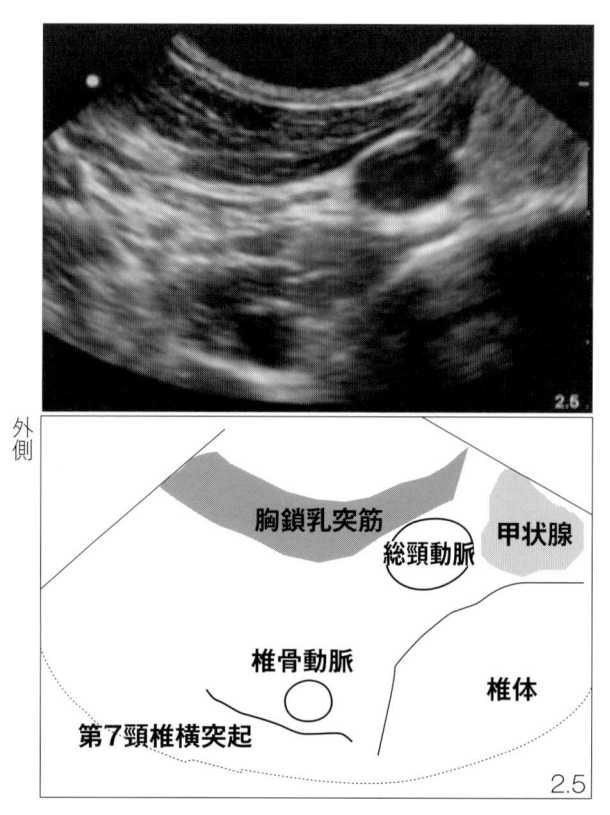

図2 マイクロコンベックス型プローブによる左椎骨動脈周辺の短軸像

第7頸椎横突起上に椎骨動脈の拍動が確認できる．

（櫛方　哲也）

3 気管，甲状腺と周辺 −麻酔手技領域での診断−

● はじめに

　気管，甲状腺周辺の超音波画像による観察は，臓器病変のスクリーニングだけでなく経皮的気管切開など侵襲的な手技を行う前のプレスキャンにきわめて有効である。

(解　剖)

　気管は喉頭に連なり，輪状軟骨下縁から気管分岐部までの管である。気管壁は16-20個の馬蹄形の気管軟骨で囲まれ，後壁は平滑筋と弾性線維からできている。通常第6気管輪レベルで胸腔に入るが，頸の長さにより異なる。頸部では，気管前部は皮膚，浅，深筋膜に覆われる。第2-4気管輪は，通常甲状腺狭部に覆われる。

　甲状腺は前面下部にあり，前方から見るとH型を呈し，左右両葉と狭部からなる。左葉と右葉は長さ3-5cmで喉頭と気管上部の両側に接し，狭部は気管上部で第2-4気管軟骨の高さにある。狭部は上方に向かって長く伸びて，錐体葉を作ることがある。

　甲状腺は，外側は総頸動脈に，後方では食道に接し，前方は頸筋膜の気管前葉で覆われる。また血流が豊富で，上，下，最下甲状腺動脈，上，中，下甲状腺静脈が分布しているが，最下甲状腺動脈，下甲状腺静脈が甲状腺狭部下部，気管前面を走行する（ 図1 ）。

(適切な体位)

　肩枕を挿入し，頸部を伸展した状態とすると観察しやすい。

(プローブの選択)

　5-10MHzのリニア型プローブ

(プローブの位置と方向)

　前頸部正面から矢状断あるいは水平断により観察する。

(実際の超音波画像)

　 図2 〜 図3 に正常超音波画像を示す。

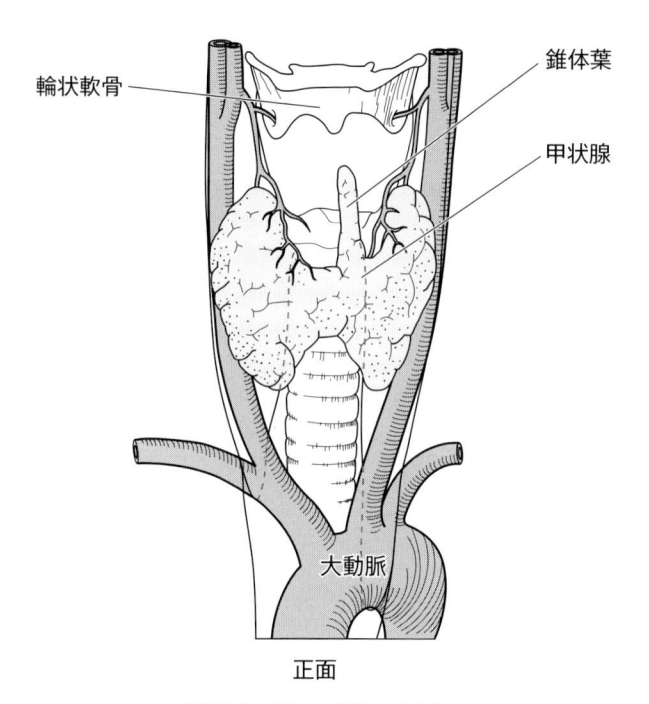

図1 気管・甲状腺の解剖図

（森満 保. 気管・甲状腺. 森満 保編. イラスト耳鼻咽喉科（第1版）. 東京：文光堂；1987. p.273より改変引用）

診断可能な病態

a. 気管（経皮的気管切開時のプレスキャン）

集中治療領域では，ガイドワイヤーを用いた経皮的気管切開術が盛んに行われているが，エコーによる気管の診察は非常に有用な情報を与えてくれる。

交差法で気管の幅を測定し，気管切開チューブの大きさの指標となる（図2）。さらに，甲状腺狭部と気管との位置関係，蛇行などの異常血管走行の有無も確認する。

平行法では，輪状軟骨，気管軟骨が確認できる（図3）。特に，切開すべき第一や第二気管輪間の位置を体表よりあらかじめ診断でき，ファイバースコープと合わせて施行すれば，より確実な手技が可能となる。

b. 甲状腺

■甲状腺のびまん性変化

● 腫大：甲状腺機能亢進症，慢性甲状腺炎，腺腫様甲状腺腫，悪性リンパ腫など。

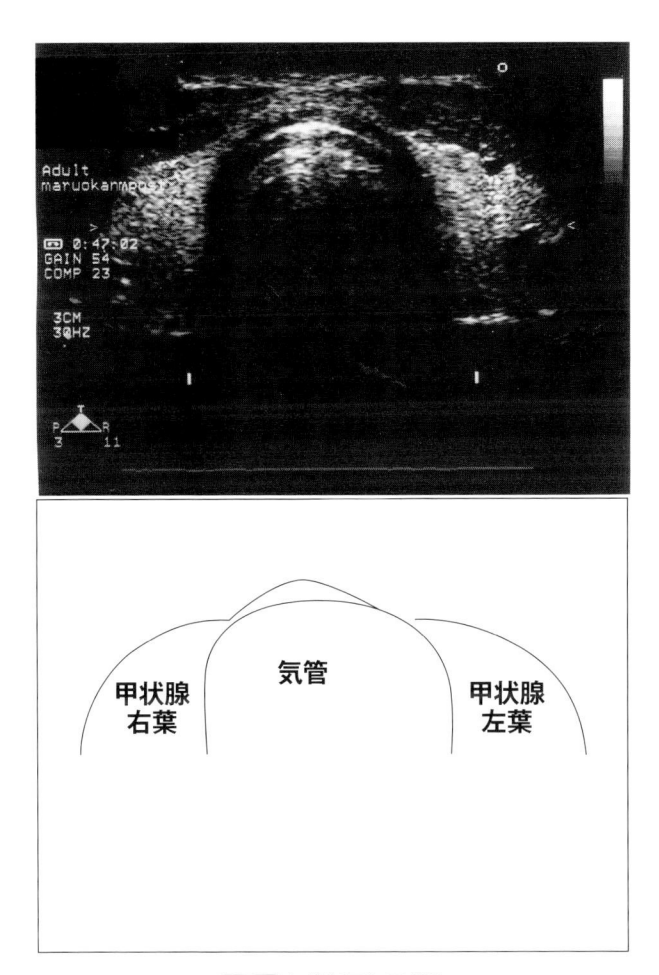

図2 気管断面と甲状腺

頭側

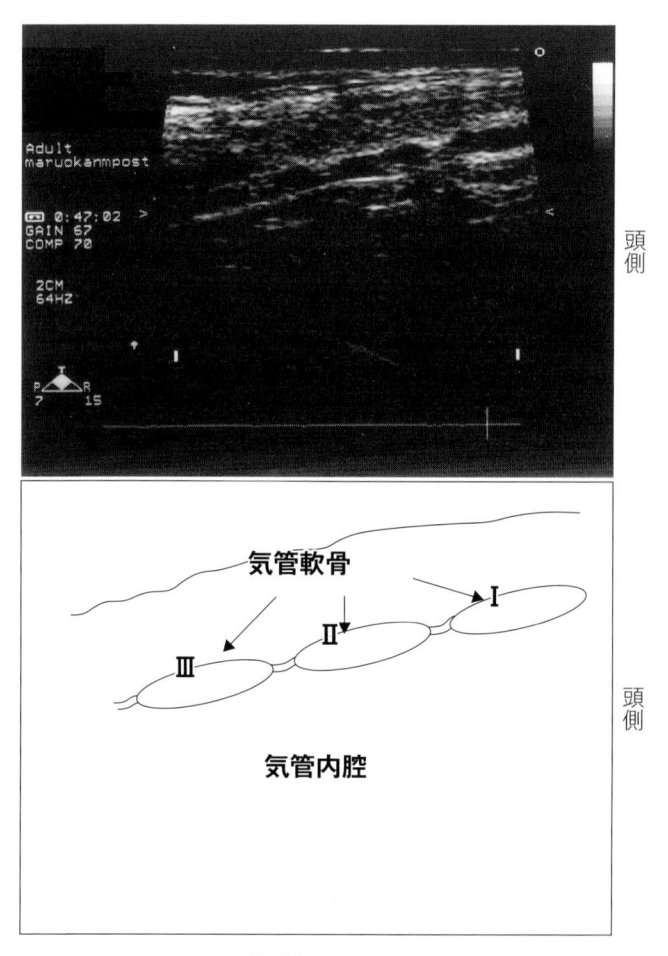

気管軟骨

Ⅰ
Ⅱ
Ⅲ

気管内腔

頭側

図3 気管矢状断

- **萎縮**：先天性甲状腺機能低下症，慢性甲状腺炎の末期，バセドウ病に対する放射性ヨード投与後など。

2 甲状腺の腫瘤性変化

甲状腺嚢胞，甲状腺腺腫，甲状腺癌，腺腫様甲状腺腫の変化が一部に起こった腺腫様結節，悪性リンパ腫

★ 診断のコツ

頸部のエコー施行時，患者はしきりに嚥下運動を行うことがある。経皮的気管切開術は挿管されている患者に施行されるものなので，局所麻酔はもちろん併用するが，全身麻酔に準じて，静脈麻酔薬や筋弛緩薬を併用したのちに，検査をするとより分かりやすい。

（橋場　英二）

4 骨折・皮下血腫 －屋外での診断のために－

●はじめに

　骨折および軟部組織損傷の診断には，受傷機転の検討，受傷部位の診察，単純X線写真やCT，MRIをはじめとする各種画像所見が重要である．しかし，骨折線と骨境界線が重なった場合や肋骨骨折などでは単純X線写真では骨折を見のがす可能性があり，また筋，筋膜，腱などの軟部組織損傷は通常の単純X線写真では診断能が劣る場合がある．このため院内での診断の一環としても超音波画像による評価を行う施設も増えつつある．

　一方，災害現場などでは限られた医療機器のみで外傷の重症度を判定することが必要である．骨折においては受傷部位の異常可動性，圧痛，軋音などから疑うことは可能であるが，開放性骨折で骨折端が露出しているなどの極端な場合を除いては，最終的な診断がつかないまま，十分な応急処置が行われることなく病院に収容される可能性もある．

　携帯型超音波装置の普及により屋外での使用の可能性が広がっていることから，本項では携帯型超音波画像装置による骨，軟部組織観察の実際を概説する．

適切な体位

1. 検査施行時の体位には一定の規則はない．
2. 外傷が疑われる場合には患者の疼痛や関節可動域に応じた体位をとる．

プローブの選択

1. 骨，軟部組織の描出にはリニア型プローブを用いる場合が多い．
2. 身体の表層近くの観察には5–10MHzが使用されることが多い．

実際の超音波画像　（図1；上腕骨・骨幹部の正常画像）．

1. 軟部組織での筋束の境界を示す信号とは明らかに異なる上腕骨表面からの高エコーが描出されている．
2. 骨表面では超音波の多くが反射するため，その後方では無エコー域となることが多い（音響陰影）．
3. 骨表面で反射した超音波が軟部組織で再び反射したのちにプローブで受信される

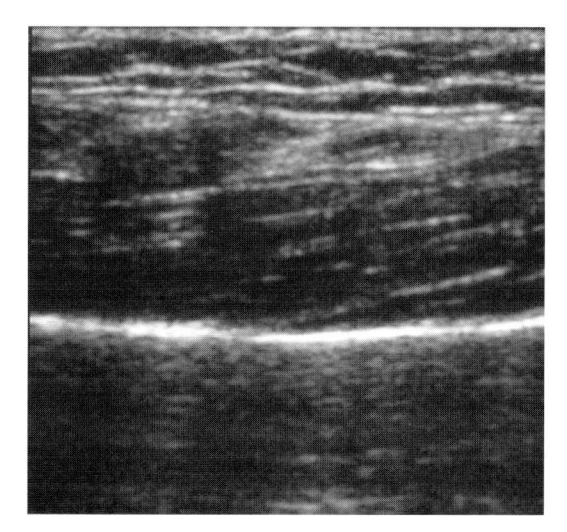

図1 上腕骨骨幹部の正常超音波画像
軟部組織とは異なる上腕骨表面からの高エコーが描出されている．

と，虚像として骨後方に実像と鏡面関係をもって描出される場合があり（鏡面現象）注意が必要である．

診断可能な病態

a. 骨　折
骨折部位では骨表面の高エコー像の不連続性が生じたり，骨の不連続部位から超音波信号が深部方向に侵入する像が描出される（**図2**）。

b. 炎症や血腫
炎症や血腫により低エコー域が生じるが，その有無は局所的な変化や健常側との比較により検出可能である．

★ 診断のコツ
❶身体各部位の正常画像と解剖学的位置関係を把握しておくことが理想である．
❷不慣れな場合には健常側と比較することで異常を発見する方法が有用である．

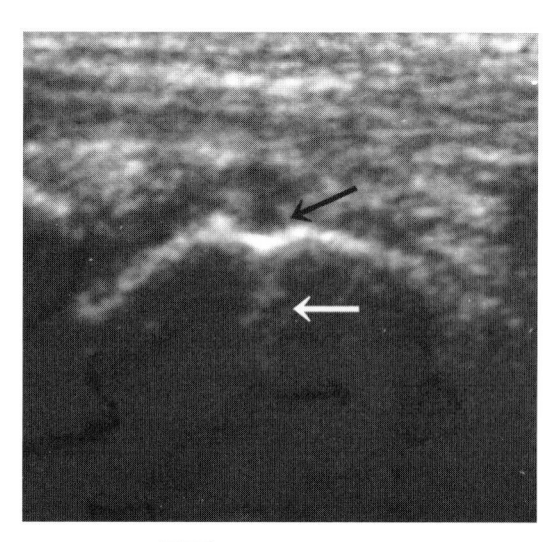

図2 上腕骨外顆の骨折像

骨表面高エコー像の不連続性(→),不連続部位からの超音波信号の深部方向への侵入像(⇨)が描出される.

(大川　浩文)

第3章

編著者らは本書の内容の正確さに最大限の注意を払いましたが，本書で紹介する超音波ガイド下法による各種の穿刺手技の技術の習得はチャレンジと考えます。施行者の技量に依存する新しい多くの医用技術と同様に，この技法を実際の患者さんに応用するにあたっては，関連諸学会の提供するワークショップなどを通じて基礎を学んだうえで，指導医の監督下にインフォームドコンセントを得て細心の注意をもって行うよう推奨します。

本書の内容に従った臨床応用の結果については，施行者が一切の責任を負うことを申し添えます。

A 高周波リニア型プローブでできること

1 末梢静脈穿刺 —橈側皮静脈・尺側皮静脈—

● はじめに

　末梢静脈穿刺には通常皮静脈が用いられ肉眼的に同定できるため，超音波画像を必要とする場合は少ない。しかし，体型によっては静脈路確保に十分な太さの皮静脈が体表面からは同定できないことがある。また，上位の上腕静脈は，上腕動脈および正中神経，尺骨神経が伴行している。動脈の穿刺や末梢神経損傷の危険性を回避するために，"たかが末梢静脈確保"とはいえ超音波ガイド下穿刺法は有効である。

解 剖

　上腕静脈周辺の断面図を示した（図1）。上腕静脈は，上腕動脈および正中・尺骨神経と伴行し，ともに筋膜下を走行する。橈側皮静脈・尺側皮静脈は筋膜上で皮下に位置する。

適切な体位

　上肢にアプローチできるなら体位の制限はない。

プローブの選択

　5–10MHzのリニア型プローブ。小型のホッケースティックタイプが使用しやすい。

プローブの方向と針のアプローチ

　静脈の横断面（短軸像）で描出し，アプローチは交差法（SAX–OOP）。
（第1章基礎編；p.35参照）

穿刺する針のタイプや太さ

　留置針

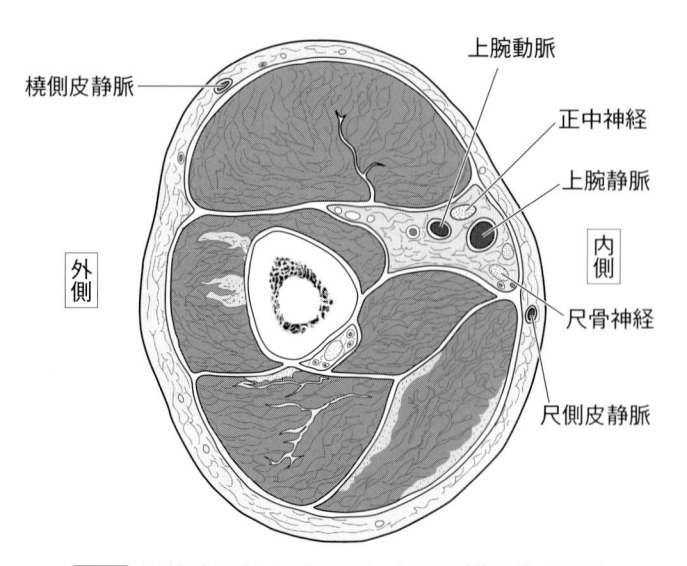

図1：上肢解剖図（右上腕断面図：上腕骨近位1/2の位置）

(Clemente CD. Pectoral Region and Upper Extremity. In：Clemente CD, editor. Anatomy A Regional Atlas of the Human Body. 5th ed. Philadelphia：Lippincott Williams & Wilkins；2007. plate94 より改変引用)

穿刺の際の手順

1. 近位側に駆血帯を巻く。
2. 皮膚に余裕ができる場合，テープの利用か介助者の協力で穿刺方向に張力をかける。
3. プローブを静脈の走行に直行するように当てる。プローブで軽く圧迫し，血管壁が楕円形につぶれることで同定する（**図2**）。
4. プローブの中心に静脈が円形に位置するようプローブを保持する。
5. プローブより約1cm末梢側を穿刺点とし，必要あれば18G注射針などで皮膚を切開する。
6. 穿刺針を前額面に対し約30°の角度で0.5-1cm程度挿入する。プローブを静脈の中枢側および末梢側に平行移動し穿刺針の先端を確認する（**図3**）。
7. 超音波画像上で，高エコー性の穿刺針の先端を確認し静脈壁前面に針の先端が接するまで少しずつ穿刺針を進める。さらに針を進めると，静脈壁前面に圧迫による"くぼみ"ができる。壁の穿破時"くぼみ"が消え，もとの円形に戻る（**図4**）。

（画像内ラベル）
外側
橈側皮静脈

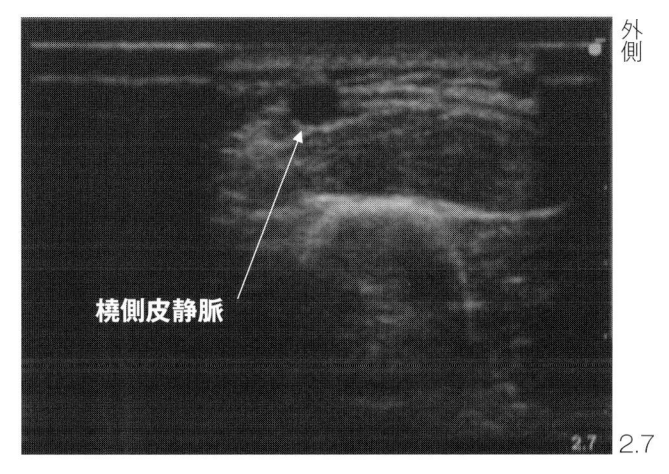

Ⓐ やや深部に走行している橈側皮静脈．肉眼では確認できないが，駆血により拡張している．

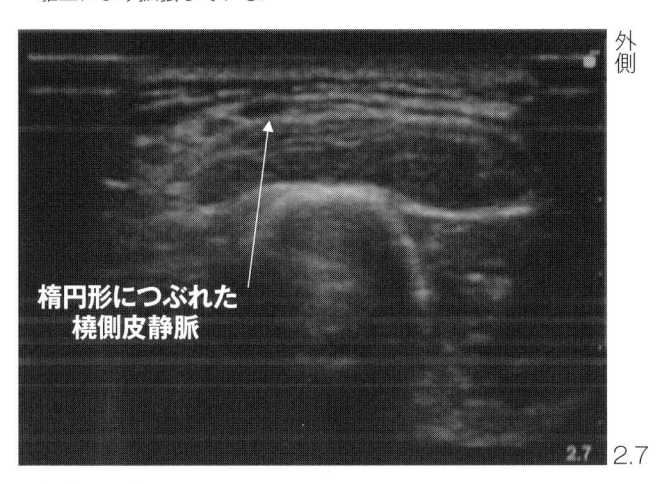

（画像内ラベル）
外側
楕円形につぶれた橈側皮静脈

Ⓓ プローブによる圧迫で橈側皮静脈が楕円形につぶれている．

図2 前腕橈側部超音波画像

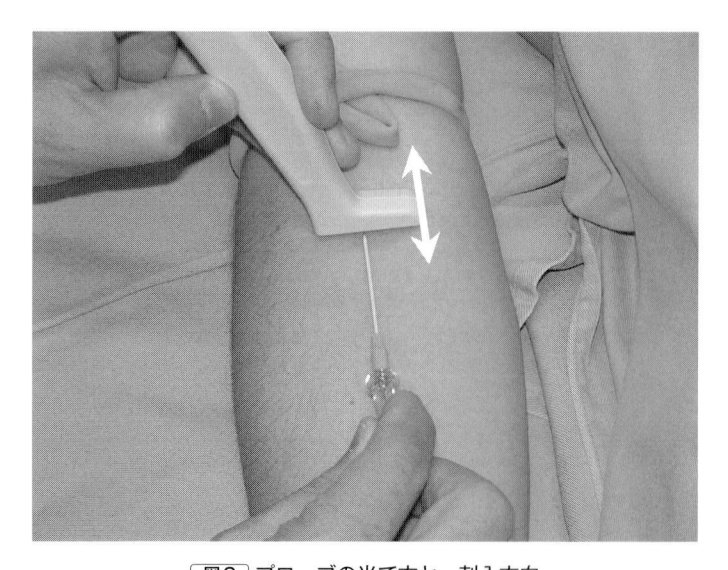

図3 プローブの当て方と,刺入方向

矢印のように中枢側および末梢側に平行移動を繰り返すと,穿刺針先端が確認できる.

★ 穿刺のコツ

1. 皮膚を引っ張っておくこと。深い位置にある静脈は表面のものほど"rolling"して穿刺針をはじくことはないが,プローブをスムーズに平行移動するために皮膚の緊張が重要である。
2. 目的とする静脈の周辺を十分にプレスキャンし,動脈,末梢神経の位置に注意する。

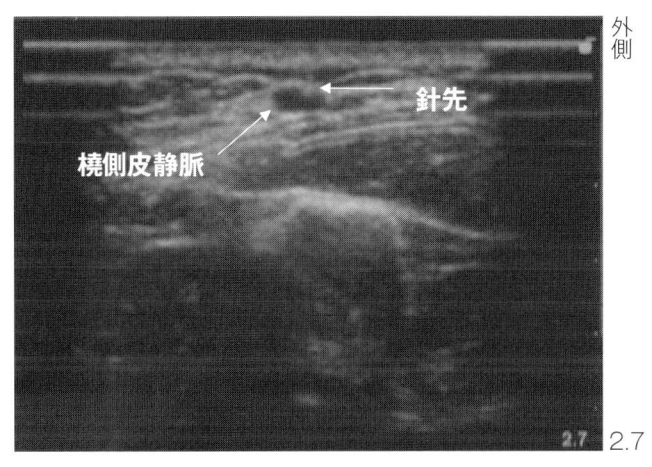

Ⓐ穿刺針が静脈前面に接し，静脈に"くぼみ"ができている．
20G留置針使用．

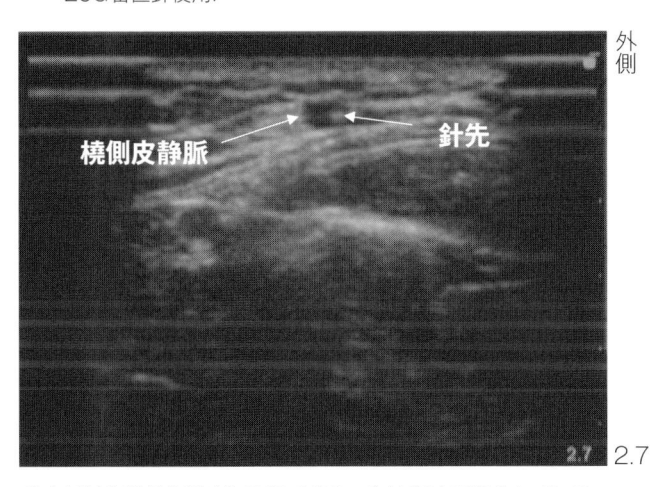

Ⓑ穿刺針先端が静脈内に確認できる．"くぼみ"は消失している．

図4 橈側皮静脈穿刺中の超音波画像

(吉田　仁)

2 動脈血採血のための大腿動脈穿刺

● はじめに

　大腿動脈からの採血は研修医が頻繁に行う医療行為だが，肥満患者のように体型的に難しい場合だけでなく，大腿動脈が触知できても採血に難渋した経験はないだろうか。

　研修医にとって中心静脈穿刺よりも頻繁に携わる大腿動脈穿刺を超音波ガイド下で行うことは，手技を安全に完遂できる利点のみでなく，解剖学の学習および携帯エコーの操作を体得するのによい機会にもなる。

解　剖

　大腿部の断面図を示した（図1）。

　脈管は，内側より大腿静脈・動脈・神経と位置することは，「VAN」としてよく知られている。実際は動静脈の位置関係は複雑であり，カテーテル挿入時に超音波像で確認することの有用性については，第3章A-6,3）大腿動脈穿刺参照。

適切な体位

　仰臥位

プローブの選択

　5–10MHzのリニア型プローブ（ホッケースティック）

プローブの方向と針のアプローチ

　大腿動脈の短軸像を描出し，針は交差法（SAX–OOP）。

穿刺する針のタイプや太さ

　22–23G 25mmディスポーザブル針

穿刺の際の手順

　① プローブは鼠径靭帯から1cm程度尾側に靭帯にそわせて当てる。

　② ドプラー機能で拍動流である動脈を確認する。この際，動脈全体に拍動が見られる

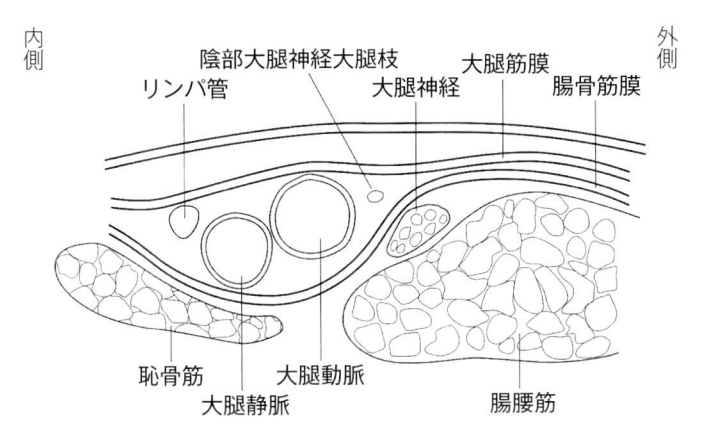

図1 右大腿部断面図

(藤原祥裕.腰神経叢ブロック.小松 徹,佐藤 裕,瀬尾憲正ほか編.超音波ガイド下区域麻酔法.東京：克誠堂出版；2007.p.84より引用)

か観察する。

3 プローブの中心に大腿動脈が位置するようプローブを保持する(図2)。

4 アルコール綿で消毒後,プローブから約1cm程度尾側から穿刺する。穿刺角度は,注射針の長さと大腿動脈の深さに依存するが,注射針先端のベベルを確認するには45°程度が望ましい。

5 プローブを平行移動し,先端を確認しながら23G注射針を動脈前壁・動脈腔内へと進め,採血する。

★ 穿刺のコツ

ドプラー機能で血流を確認する。動脈硬化により壁が肥厚している場合,動脈を穿刺した抵抗を感じても血液の逆流が認められない場合がある(図3)。

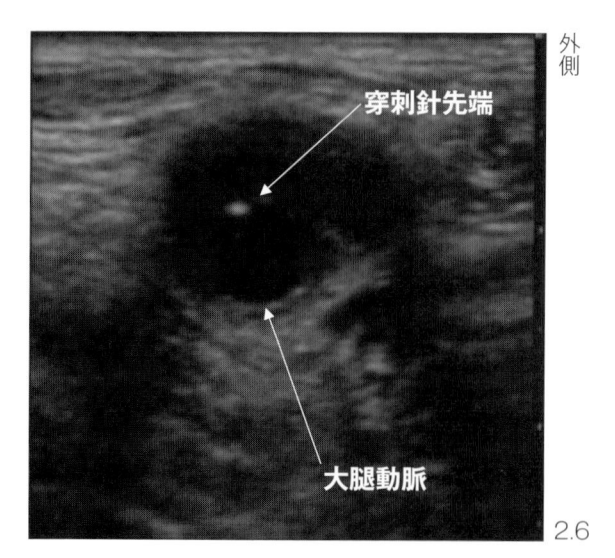

図2 右大腿動脈穿刺中の超音波画像
穿刺針先端が大腿動脈中心に確認できる．血液の逆流もスムーズである．

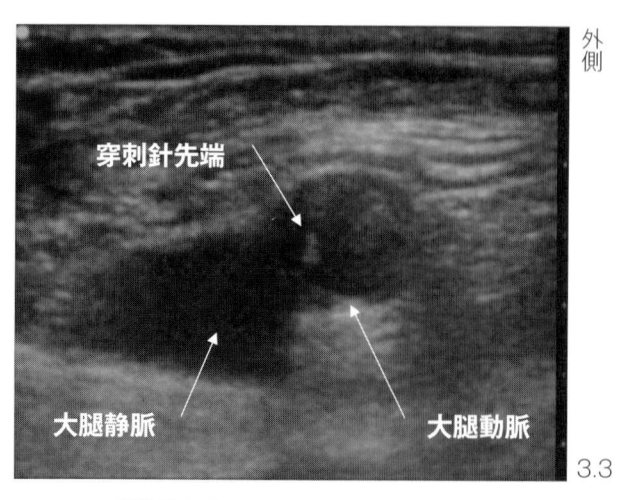

図3 左大腿動脈採血失敗例の超音波画像
穿刺針先端が大腿動脈中心から外れている．動脈を穿刺した感触はあるが採血できない．

(吉田　仁)

3 内頸静脈穿刺

● はじめに

　内頸静脈は中心静脈確保にもっともよく使われる静脈のひとつである。手技に伴う合併症に総頸動脈誤穿刺，気胸，胸腔および縦隔へのカテーテル誤挿入，胸管損傷などがある。特に，総頸動脈誤穿刺後の不十分な止血は致死的な合併症になりうるため，穿刺には細心の注意を払う必要がある。

　小児では，従来ドプラー血流計によるスキャンが推奨されてきたが，超音波画像のガイドによる穿刺はより有効である。後述するように，超音波ガイド下では穿刺中の血管および針先が確認できるため，「百聞は一見に如かず」といえるかもしれない。

　ここでは，小児の内頸静脈穿刺の超音波画像を基に解説するが，同様の方法は成人にも安全に応用可能である。

解　剖

　内頸静脈周囲の解剖を示した（図1）。

　内頸静脈と総頸動脈には，超音波画像により図に示したような解剖学的バリエーションがあることが報告されている（図2）。「総頸動脈の外側に内頸静脈が走行する」という教科書的な関係は25%しか見られないということに注意すべきである。このため，超音波画像による視覚的情報は，総頸動脈損傷など重篤な合併症を予防し，安全に内頸静脈穿刺するために有効であろう。

適切な体位

　仰臥位（特に小児ではトレンデレンブルグ体位）

　頭部を穿刺反対側に向け，両肩の下に枕を挿入し頸部を伸展させる。プローブの移動をスムーズにするため，皮膚にたるみがないようにする。必要ならテープを使用すると便利である（図3）。

プローブの選択

　5-10MHzのリニア型プローブ。小児ではホッケースティック型が小さく操作しやすい。

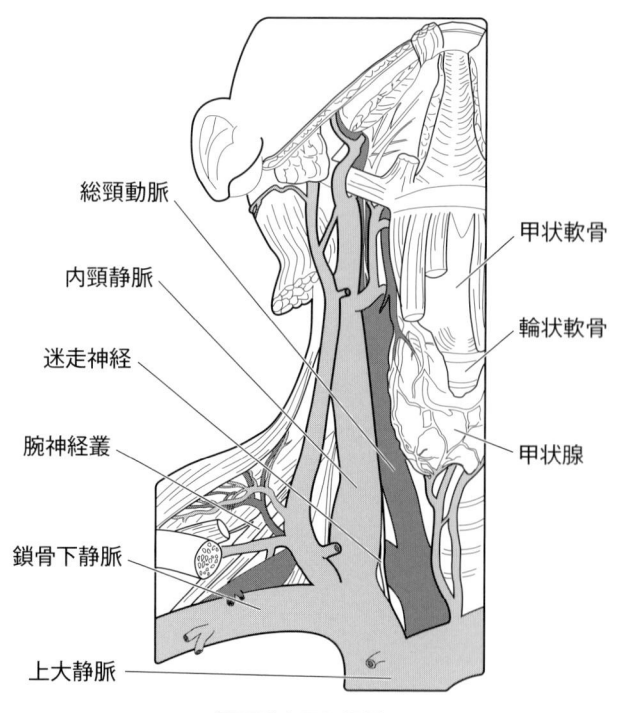

図1 右頸部解剖図

(Clemente CD. Neck and Head. In：Clemente CD, editor. Anatomy A Regional Atlas of the Human Body. 5th ed. Philadelphia：Lippincott Williams & Wilkins；2007. plate483 より改変引用)

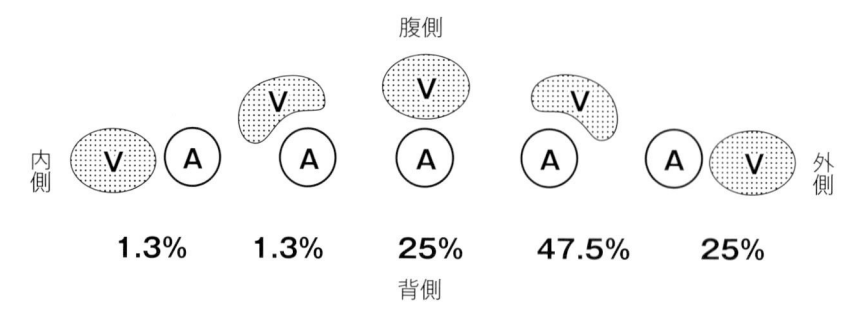

図2 内頸静脈と総頸動脈の解剖学的バリエーション
A：総頸動脈，V：内頸静脈

(Docktor B, So CB, Saliken JC, et al. Ultrasound monitoring in cannulation of the internal jugular vein：anatomic and technical considerations. Can Assoc Radiol J 1996；47：198 より改変引用)

図3 体位

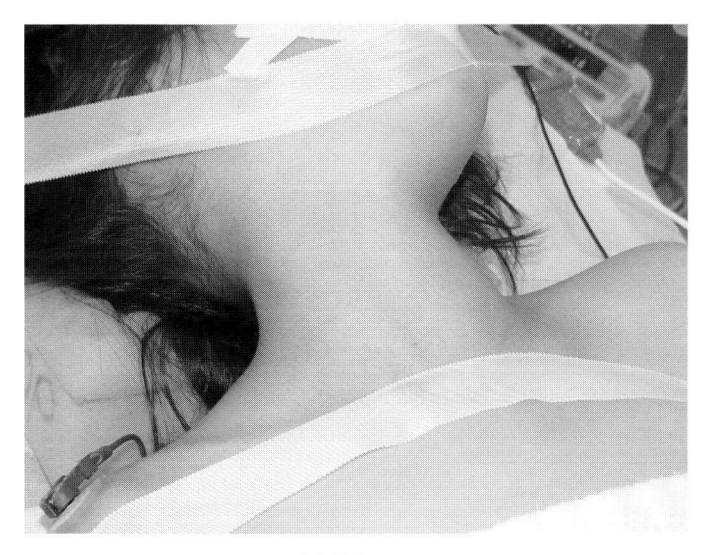

6歳, 体重20kg.

体位:テープを使用して頸部の皮膚にたるみがないようにする. 従来から小児に行われている方法であるが, 超音波ガイド下での穿刺にもきわめて有効である.

プローブの方向と針のアプローチ

1. 穿刺の際は内頸静脈の短軸像で描出し, 交差法でアプローチする(SAX-OOP).
2. 針先端の位置やガイドワイヤーの確認の際は, 静脈を長軸で描出し, 平行法で確認する(LAX-IP).

穿刺する針のタイプや太さ

- 成人:留置針, 金属針も可
- 小児:22G留置針(外筒はコシのあるものがよい)

穿刺の際の手順

a. 体重5kg程度以上の小児および成人

1. 体位を得たのち, プレスキャンにより解剖学的位置をあらかじめ確認.
2. 消毒後, プローブの中心に内頸静脈が位置するようプローブを保持する. 可能なかぎり輪状軟骨より頭側が安全であろう.

❸プローブより約1cm頭側を穿刺点とし，18G注射針またはメスで皮膚を切開する．この切開を怠ると，針を進める際皮膚を「押し込む」ことによりプローブと皮膚の間に隙間を生じ超音波画像での確認が困難になる．

❹穿刺針を前額面に対し30-45°の角度で0.5-1cm程度挿入する．プローブを頭側および尾側に平行移動し穿刺針の先端を確認する（図4）．

❺プローブの平行移動を繰り返すことで先端を確認しながら，内頸静脈前面に穿刺針先端が位置するまで少しずつ穿刺針を進める．さらに針を進めると，内頸静脈前面に針による「くぼみ」ができる（図5）．

❻穿刺針を動かさないよう注意し，プローブを90°回転し平行法に切り替える（図6）．穿刺針先端が静脈後壁を貫かないよう確認しながら前壁を穿破する．先端が静脈中心に位置することは交差法で確認しているので，前壁を破るようすは平行法のほうが確認しやすい（図7）．

❼さらに針先端が血管腔内にあることを確認しながら穿刺針を進めることができる．この段階で，針の外筒も十分に静脈内に留置される（図8）．内筒を抜去し，外筒にシリンジを付け，血液の逆流によって外筒が血管内にあることを確認し，ガイドワイヤーを挿入する．

❽目的のカテーテルを留置する．

b. 低体重の小児（体重5kg未満程度）

❶前述a.の❶-❷まで同様．血管径が小さく，狭い頸部に平行法でプローブを当てるスペースをとるのが困難なため，従来小児領域で行われてきたドプラー血流計によるスキャン後の穿刺法に順ずるとよい．

❷内頸静脈前面中央に針による「くぼみ」を確認したら，留置針で静脈前壁および後壁を貫く．

❸内筒のみを抜去し，シリンジをつけず外筒をゆっくり抜き上げる（吸引による陰圧をかけるとうまく血液の逆流が確認できない場合がある）．血液の自然逆流を確認したところで直型のガイドワイヤーを外筒から十分に挿入（J型ワイヤーは挿入時に外筒をはじいて抜き上げてしまうため使用しない）．ワイヤーをガイドにしてまず外筒を留置する．

❹ガイドワイヤーを抜き，外筒が血管内にあることをシリンジで確認したのち，ガイドワイヤーを再挿入する．

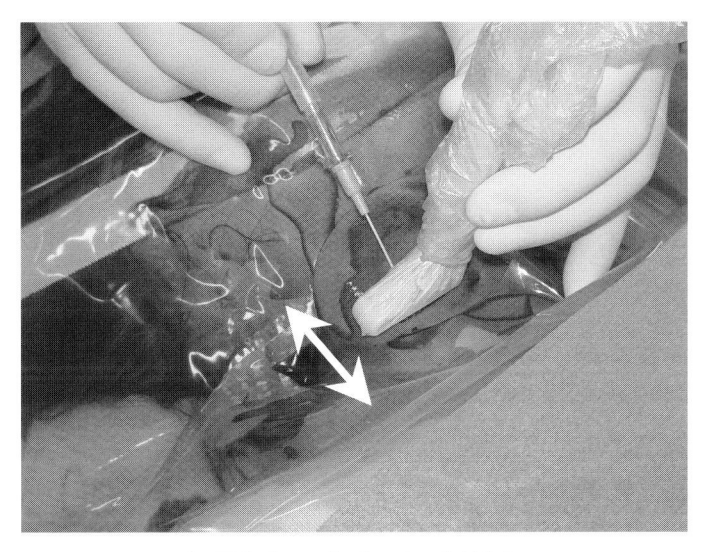

図4 プローブの当て方，穿刺方向

交差法でプローブを当てる．22G 留置針を 0.5-1cm 程度挿入後，矢印のようにプローブを頭側および尾側に平行移動する．

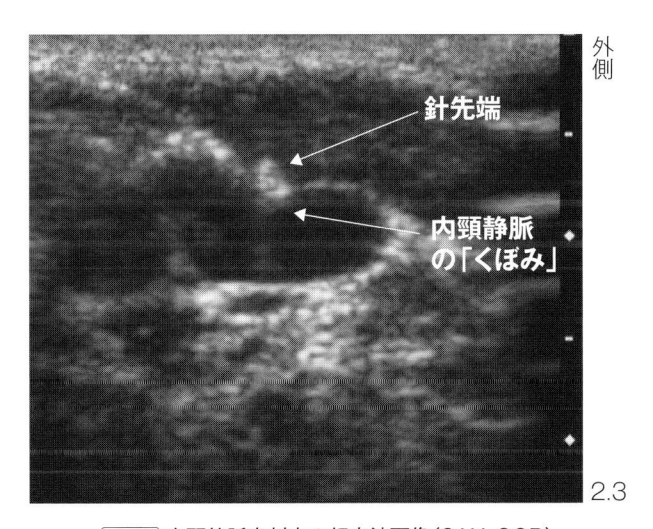

図5 内頸静脈穿刺中の超音波画像（SAX-OOP）

2歳，体重8kg．穿刺針を浅く挿入後，針の先端を確認したのちに見失わないように静脈前壁に進めると，内頸静脈前面に圧迫による"くぼみ"を得られる．

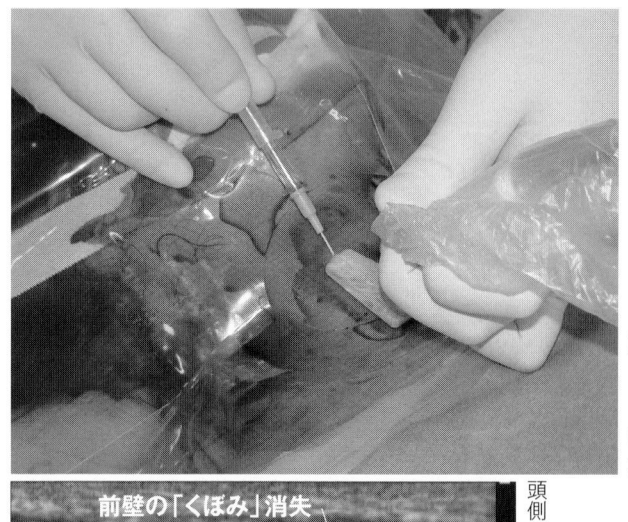

図6 プローブの当て方，穿刺方向

プローブを90°回転し，静脈を長軸に描出し，平行法で針を描出する．

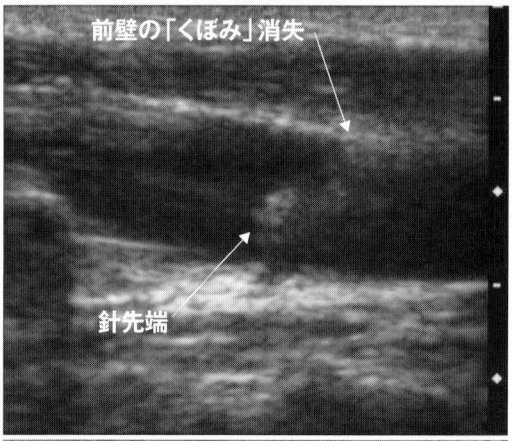

図7 内頸静脈穿刺中の超音波画像（LAX-IP）

静脈前壁を穿破後，針の先端は静脈内に確認でき，**図5**で認めた"くぼみ"は消失している．

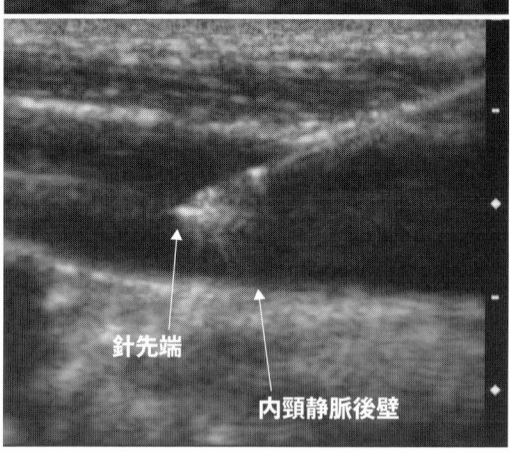

図8 内頸静脈穿刺中の超音波画像（LAX-IP）

留置針全体が確認でき，先端が静脈内にあることがわかる．画像を見ながらさらに留置針を進め，血液の逆流を確認したのちにワイヤーを挿入する．

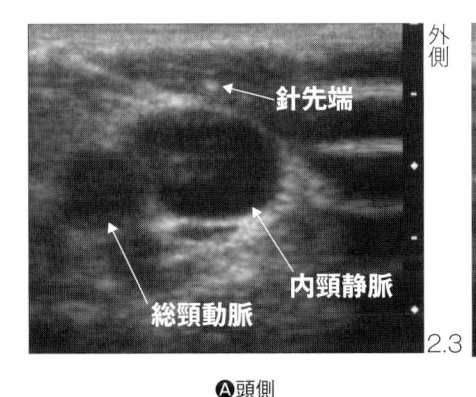

Ⓐ頭側
針の画像は静脈前方。針の先端ではない(SAX-OOP)。

Ⓑ中間
静脈内に針の先端あり(SAX-OOP)。

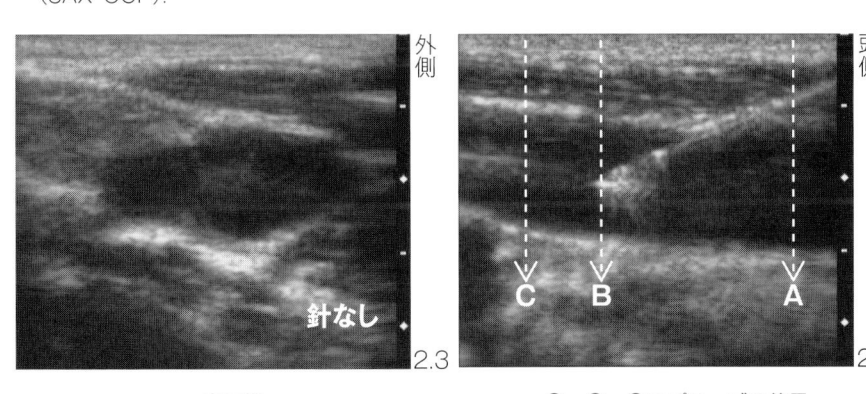

Ⓒ尾側
針の画像が見えなくなる(SAX-OOP)。

Ⓓ Ⓐ〜Ⓒのプローブの位置
静脈の長軸と針の全体像(LAX-IP)

図9 静脈前壁穿破後に針の位置は固定したままプローブのみを平行移動した画像

5 目的のカテーテルを留置する。

★ 穿刺のコツ

1 穿刺部位の皮膚および皮下組織をたるみなく固定し,プローブと皮膚の間の摩擦を減らすため消毒液を十分塗布する。プローブの平行移動に伴って皮膚および皮下組織が同時に動いてしまうと,相対的に穿刺針先端が移動してしまうため,予想した画像が得られない。

2 陰影が穿刺針先端かどうか確認できないとき,穿刺針を動かさないで,プローブを

頭側から尾側，尾側から頭側へと平行移動させる．CTによる断面像を見るごとく，穿刺針の全体像が見えてくる（ 図9 ）．

3 プローブによる圧迫は，予想以上に内頸静脈を押しつぶしてしまう．血管径が小さいと感じた場合は，プローブを皮膚から離れない程度に少し持ち上げるとよい．

4 低体重の小児の場合，外筒の軟らかい留置針は避ける．内筒抜去後に外筒に力が伝わりにくいため操作しづらく，ワイヤー挿入前に抜けやすい．

5 小児は血管径が小さいため，穿刺針先端を血管前壁「中央」に位置させることが成功のコツである．若干でも左右にずれたまま穿刺した場合，超音波画像上は血管を貫いているかのように見えても血液の逆流が得られないことが多い．

（吉田　仁）

4 鎖骨下静脈（腋窩静脈）穿刺

● はじめに

　鎖骨下静脈は，文字どおり鎖骨の下にあり超音波が届かずその全貌は見えない。また，その頭側斜め下方に鎖骨下動脈が伴走している。しかし，鎖骨下静脈より末梢の腋窩静脈は伴走する腋窩動脈とともに超音波画像でその全貌が観察できる。したがって，超音波ガイド下穿刺に適した静脈は腋窩静脈となる。

解剖 （図1）

　腋窩静脈は小胸筋との位置関係から3部に分けられ，近位は第一肋骨の外側縁から小胸筋の上縁まで，中間位はちょうど小胸筋に隠れる部分，遠位は小胸筋より末梢側で大円筋の下縁までである。腋窩静脈は遠位から近位に向かって，深部から浅部（体表の近く）へ走行し，動脈との重なりも強くなる。さらに近位ほど体表から胸膜への距離が近くなり，胸腔穿刺の危険率が上昇する。

　　超音波画像　　図2Ⓐ：鎖骨下静脈の位置（図1上の断面A）
　　　　　　　　　図2Ⓑ：中間位腋窩動静脈の位置（図1上の断面B）
　　　　　　　　　図2Ⓒ：遠位腋窩動静脈の位置（図1上の断面C）

適切な体位

　上肢を90（80-100）°外転させることにより，鎖骨が頭側へ移動することになり，鎖骨下静脈の一部が鎖骨から出現し，それに連なる腋窩静脈が超音波像で直線的に描出できるようになる（図1）。

プローブの選択

　5-10MHzの高周波リニア型プローブ

プローブの方向と針のアプローチ （図3）

　腋窩動静脈の位置を確認したら，プローブを90°回転し，腋窩静脈を長軸方向（LAX）に描出する。針のアプローチは，交差法でもよいが，平行法がお勧め（LAX-IP）。

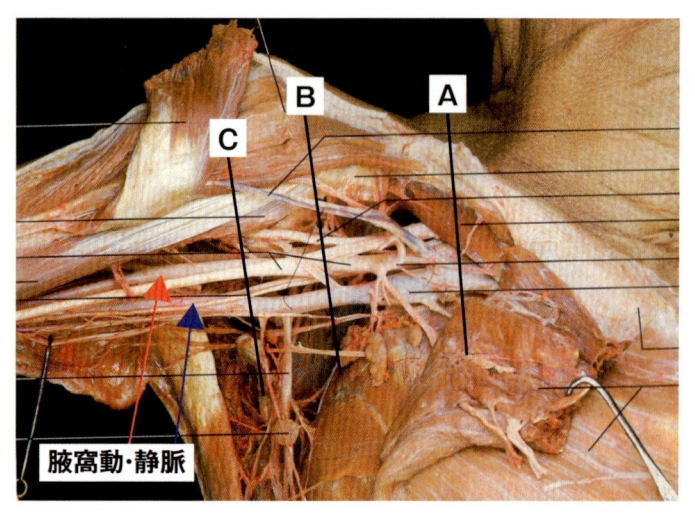

図1 上腕を外転した時の腋窩動・静脈

上腕を外転させると腋窩静脈が，まっすぐになる．
A断面：鎖骨下静脈の位置，B断面：中間位腋窩静脈の位置，C断面：遠位腋窩静脈の位置
(Rohen JW, 横地千仭, Lutjen-Drecoll E．上肢・腋窩部．解剖学カラーアトラス(第4版)．東京：医学書院；1999．p.387より改変引用)

穿刺する針のタイプや太さ

　カテーテルキットに付属の留置針，金属針の長針でも可だが，マイクロニードルタイプ(22G)の長針が，誤穿刺時のダメージも少なく，使いやすい．

穿刺の際の手順

1. 穿刺側の上肢を約90°外転し，腋窩静脈−鎖骨下静脈のプレスキャンを行う．できるだけ腋窩静脈が直線的になっている部分，胸膜が見えない部分(中間位より遠位)を探し，マーキングする．
2. 穿刺部位を消毒し，清潔野を作る．滅菌カバーをプローブに被せる．
3. 穿刺部位に局所麻酔を施行し，18G針などで刺入部の皮膚に切開を加える．
4. 短軸像(SAX)で腋窩動静脈を確認したら，プローブを90°回転し腋窩静脈の長軸像(LAX)を描出．遠位側のプローブ端から針を刺入し，平行法で腋窩静脈に向かって針を進める．針先が静脈に到達すると圧迫により血管壁はテント状に膨隆する(図4❹)．

Ⓐ 鎖骨下静脈の断面

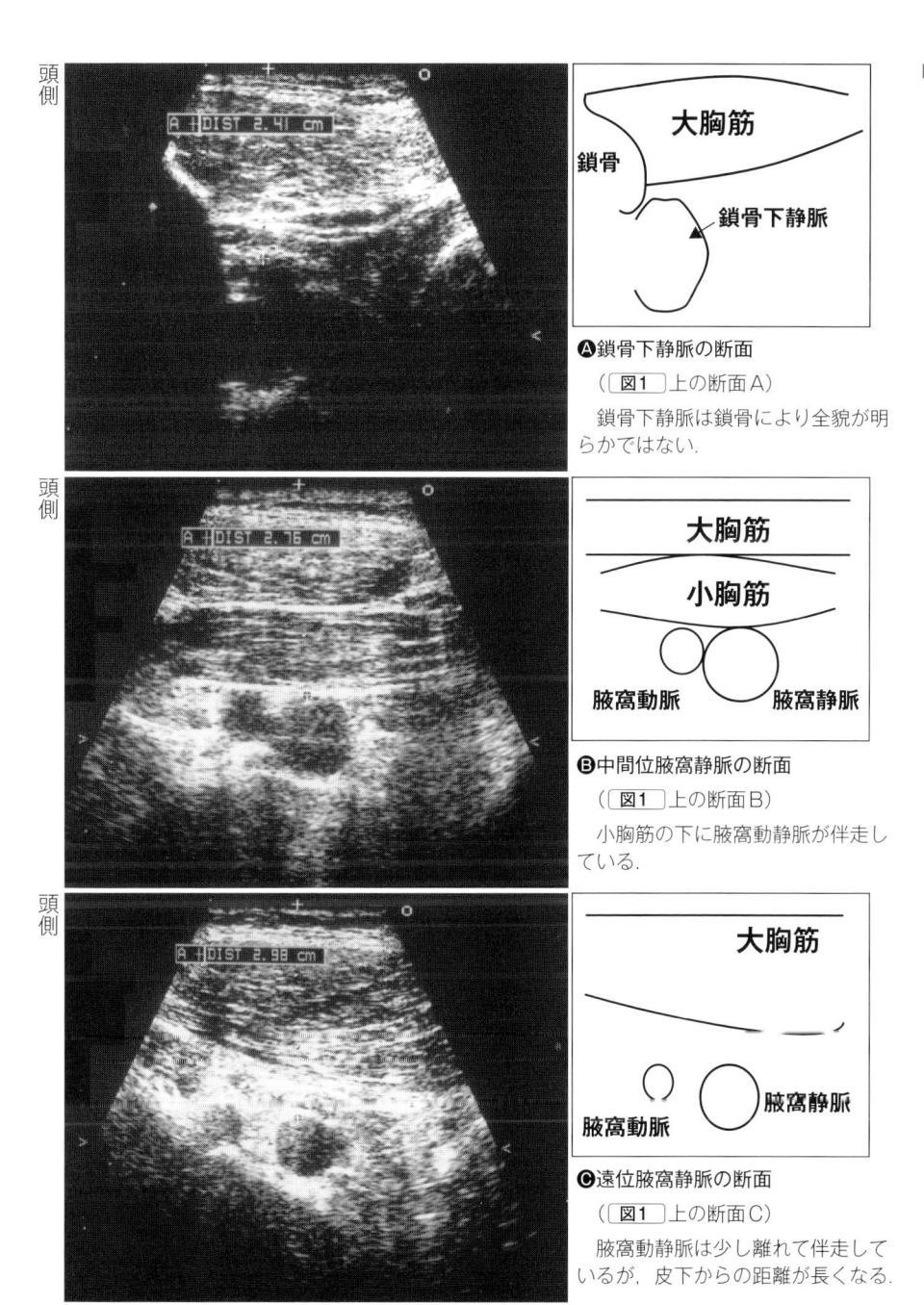

（図1 上の断面A）

鎖骨下静脈は鎖骨により全貌が明らかではない．

Ⓑ 中間位腋窩静脈の断面

（図1 上の断面B）

小胸筋の下に腋窩動静脈が伴走している．

Ⓒ 遠位腋窩静脈の断面

（図1 上の断面C）

腋窩動静脈は少し離れて伴走しているが，皮下からの距離が長くなる．

図2 鎖骨下静脈から遠位腋窩静脈

第3章 処置編1 携帯エコーで穿刺する

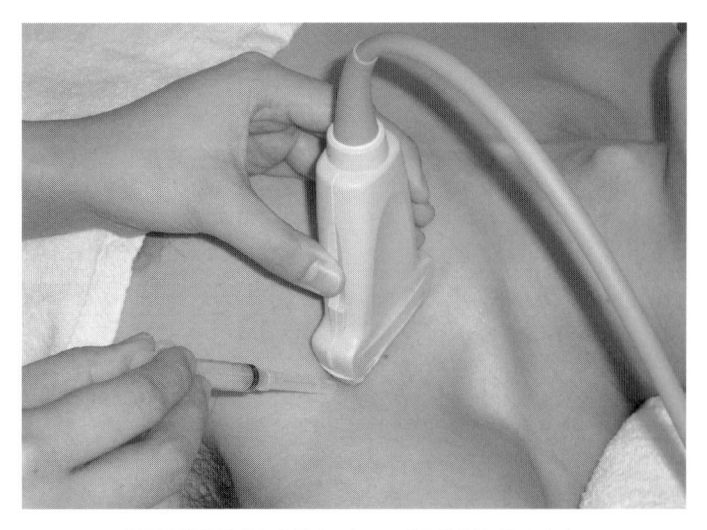

図3 穿刺時の体位とプローブの位置と針の方向

5️⃣ 針先が静脈内に刺入すると静脈壁の形状は回復する(図4❻)。血液の逆流を確認できたらプローブをいったん置いて,ガイドワイヤーを挿入する(図4❼)。

6️⃣ 超音波像でガイドワイヤーが血管内にあることを確認し,ダイレーター,留置用カテーテルを挿入する。

7️⃣ カテーテルの挿入長は,刺入部が近位か遠位で,2cmから6cmをいつもの刺入長に加算して留置する。

刺入長の参考式:右鎖骨下静脈:身長cm/10－3cm＋修正値(2-6cm)

左鎖骨下静脈:身長cm/10＋2cm＋修正値(2-6cm)

8️⃣ 最後に必ず内頸静脈や右房などへの迷入や気胸の合併がないことを胸部X線写真撮影により確認する。

★ 穿刺のコツ

1️⃣ 長軸に見えている血管が動脈か静脈迷うときは,プローブを頭側か尾側に軽くスイングさせ,腋窩動静脈の両方を描出してみる。細く拍動するのが動脈で,太く非拍動性かつ圧迫で潰れるのが静脈である。さらに,カラードプラーをかけると求心性血流の静脈と遠心性血流の動脈を区別できる。

2️⃣ 平行法での穿刺は,側方構造の情報が欠如するため動脈誤穿刺の可能性があるが,

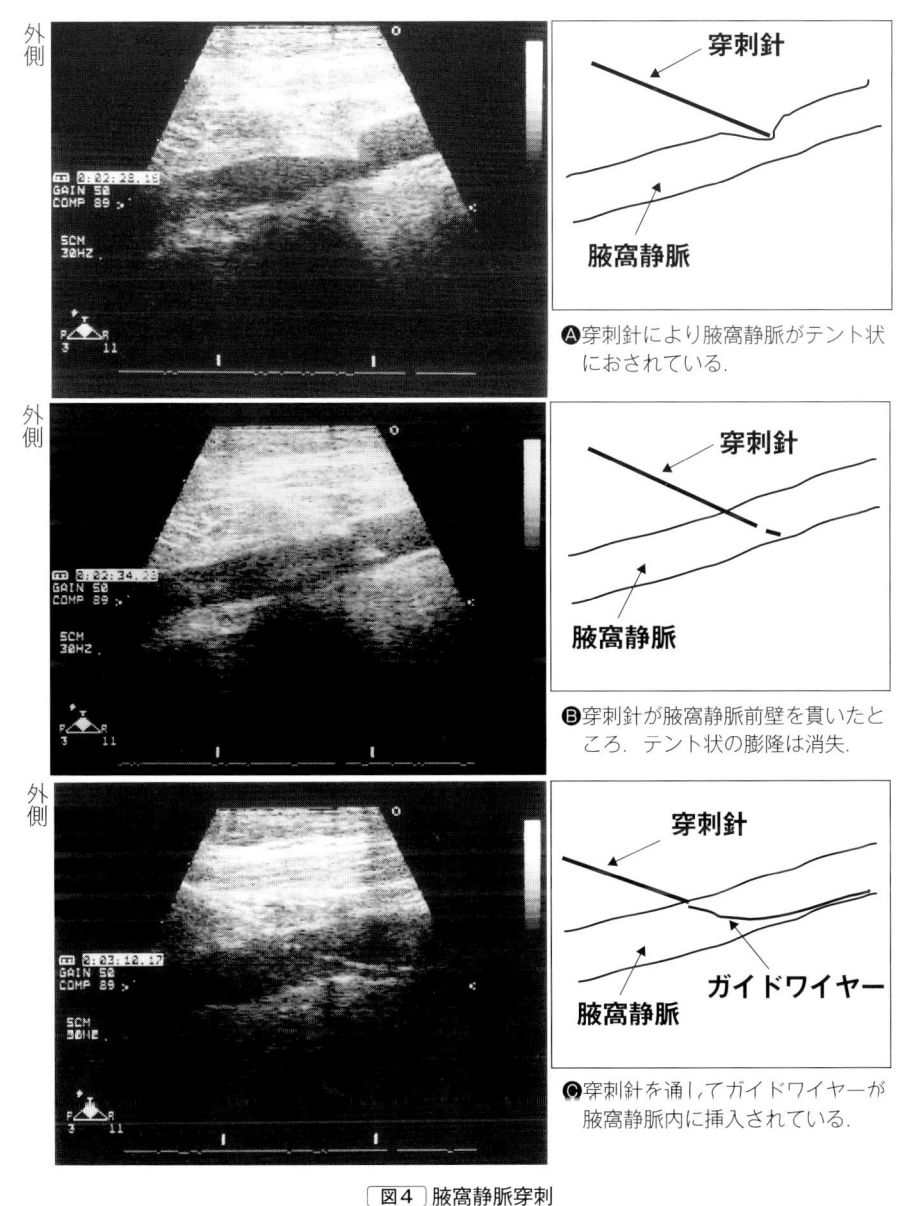

❹穿刺針により腋窩静脈がテント状におされている.

❺穿刺針が腋窩静脈前壁を貫いたところ.テント状の膨隆は消失.

❻穿刺針を通してガイドワイヤーが腋窩静脈内に挿入されている.

図4 腋窩静脈穿刺

腋窩静脈を長軸(LAX)方向に描出し,平行法(in plane)で穿刺している.

プローブの軸に一致する方向に針を進められるようになれば，皮下から血管まで針の動きの一部始終を描出でき，自信を持って静脈内に刺入できる。

3 内頸静脈への迷入を避けるためには，ガイドワイヤーを進めるときに穿刺側の肩を頭側に引き上げる（肩をすぼめるように）。また，エコーで内頸静脈を描出し，ガイドワイヤーの迷入がないかを確認するのも一法である。

（橋場　英二）

5 大腿静脈穿刺

● はじめに

大腿静脈穿刺は，従来ランドマーク法により行われてきた。指標となる上前腸骨棘，恥骨結合などの骨の突起は肥満者などでは不明瞭となる可能性がある。また総頸動脈，内頸静脈の位置関係と同様に（第3章A-3内頸静脈穿刺参照）大腿動静脈の位置関係も多様性に富むと思われる。また下肢の回旋，内外転などにより容易に位置が変わる。穿刺による血腫形成，大腿神経損傷，腹腔内穿刺などの合併症を避けるためには超音波画像の"直視下"で行うのが確実である。

解剖

大腿静脈は大腿動脈の内側を伴走する。鼠径靱帯の高さでは動静脈はほぼ並列になっているが，尾側に移行すると前後に重なってくる（図1）。

適切な体位

患者は仰臥位とし下肢はやや外転，外旋させる。術者は穿刺側に立ち，超音波画面は自分のイメージしやすい位置に置く。筆者は反対側に置き，右側の穿刺は右手で（プローブは左手に），左側は左手で（プローブは右手に）行っている。

プローブの選択

5–10MHzの高周波リニア型プローブ

プローブの方向と針のアプローチ

血管を短軸（SAX）で描出することを原則としている。血管の走行に対してできるだけ直角になるようにする。穿刺針は交差法（OOP）で進行する。

穿刺する針のタイプや太さ

ここでは，これまでわれわれが成人患者にもっとも多く使用してきた7Frダブルルーメンカテーテルの挿入について説明する。穿刺針は16G金属針である。

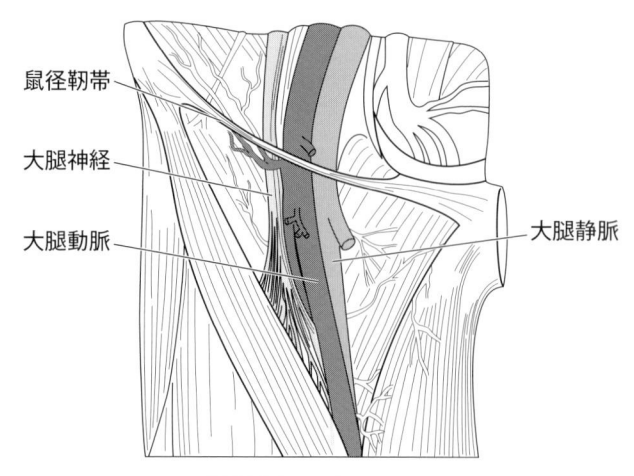

　　　　　　　　　　　　図1　右鼠径部の解剖図

　　大腿静脈は大腿動脈の内側を伴走する．鼠径靱帯の高さでは動静脈はほぼ並列になっているが，尾側に移行すると前後に重なってくる．

　　(Clemente CD. Part V. The Lower Limb. In：Velker J, editor. Clemente Anatomy. 4th ed. Bartimore：Williams&Wilkins；1997. Fig.494より改変引用)

穿刺の際の手順

1. 前上腸骨棘と恥骨結節を結んだラインを目安にして，そのやや尾側，鼠径溝の高さで大腿動脈を触れ，動静脈と直交するようにプローブを当てスキャンする．
2. できるだけ動静脈が重ならないところを選ぶ．大腿静脈の上で皮膚を圧迫して，おおよその穿刺のポイント(静脈の真上)にマーキングしておく(図2 図3)．
3. 術野を消毒して，プローブに滅菌カバーをかける．
4. 画面の中央に大腿静脈がくるようにプローブを保持し，最初にスキャンしたポイントを確かめながら本穿刺のポイントを決め，皮膚を切開する(カッターあるいは18G針)．
5. 注射筒をつけた穿刺針を皮下まで進め，その先端を画面で確認する(図4 図5)．
6. 静脈の前壁にきたら慎重にかつ一気に貫き，後壁を損傷しないようにする．
7. 注射筒で血液の逆流を確認，ガイドワイヤーを挿入し，短軸，長軸で血管内に確実にあることをを確認する(図6)．
8. カテーテルを挿入し，血液の逆流を確認し，固定する．最後にカテーテルを短軸，長軸で確認し，終了(図7)．

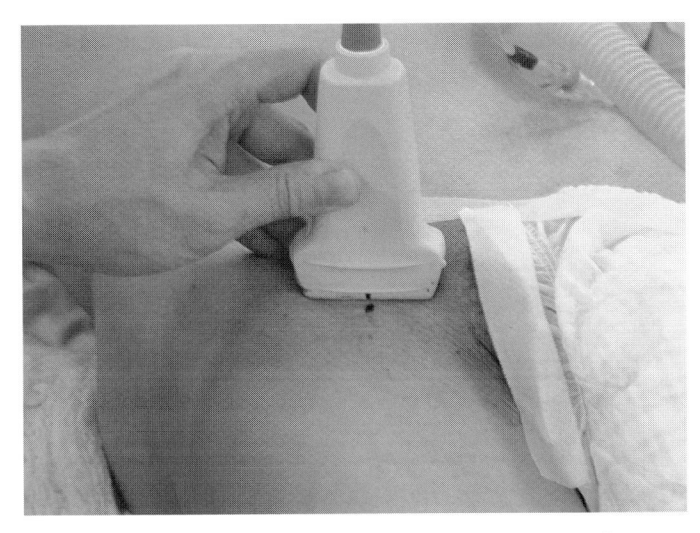

図2 プレスキャンによる穿刺位置の決定とマーキング
鼠径靭帯から尾側を入念にスキャンしてベストの位置を決める.

★ 穿刺のコツ

1. リアルタイムで針先を確認することは理想的ではあるが，難しいこともある．最低限，静脈の断面像に針が進む方向が合っていることが大事である．動脈や神経の方向へ向かっていないことを確認できれば合併症を防ぐことができる．
2. 針を進めながらプローブをほんの少しずつ自分側に傾け超音波ビームを針先に向けながら追うと，針先をつかむことができる．さらに針を上下に小刻みに動かして，先端の組織が動く像から針先の位置と方向を確認できる．

内側

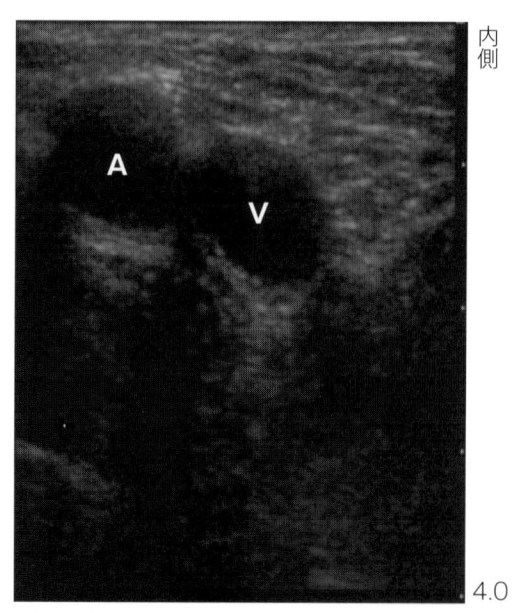

Ⓐ血管と直行するようにプローブを当てる．(SAX)

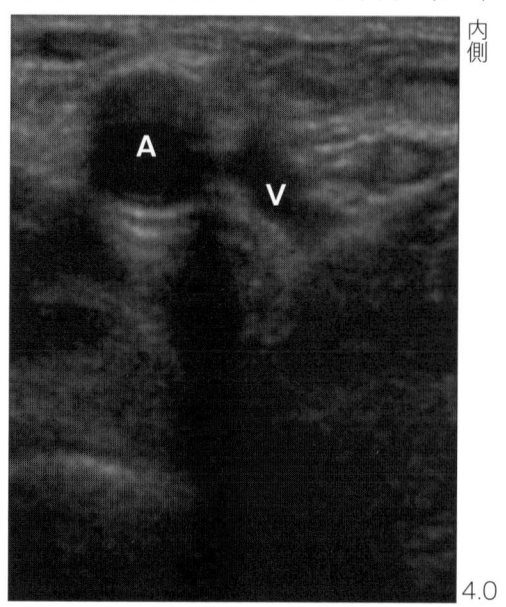

内側

Ⓑ皮膚を圧迫してつぶれる静脈を確認しつつ穿刺部位を探す．

図3 プレスキャン超音波画像
穿刺前（右側）

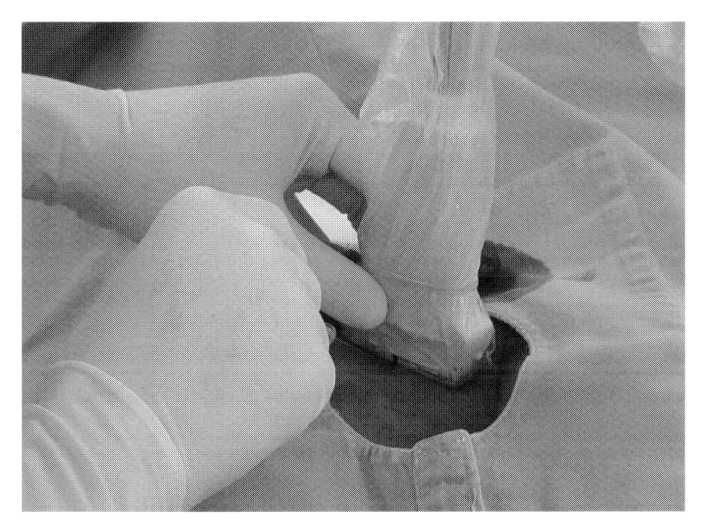

図4 実際の穿刺光景
プローブは薬指,小指を患者の身体につけて保持.

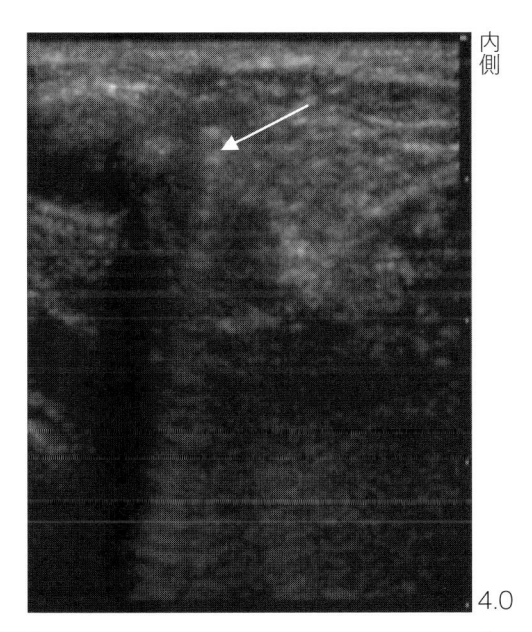

図5 超音波ガイド下の大腿静脈穿刺(SAX-OOPアプローチ)
針の方向と先端の確認.
針の先端の位置は高エコー性の点として描出される(後方への反響陰影を含む).

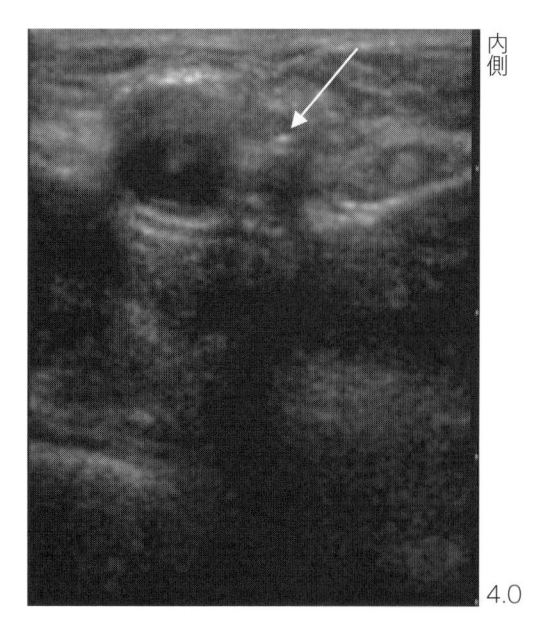

Ⓐ 短軸–交差法(SAX–OOP)

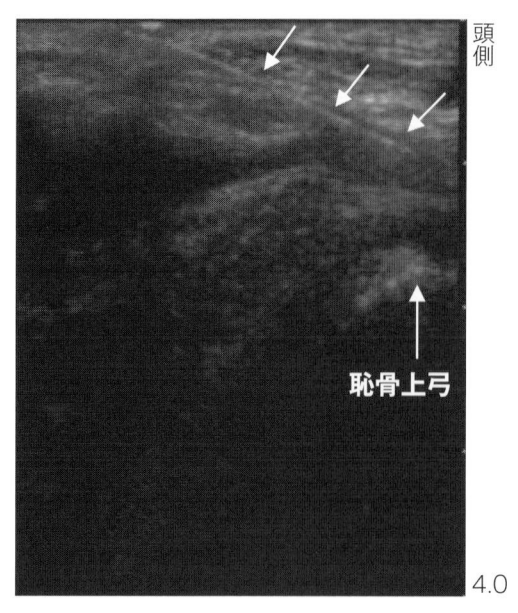

恥骨上弓

Ⓑ 長軸–平行法(LAX–IP)

図6 交差法および平行法によるガイドワイヤーの確認

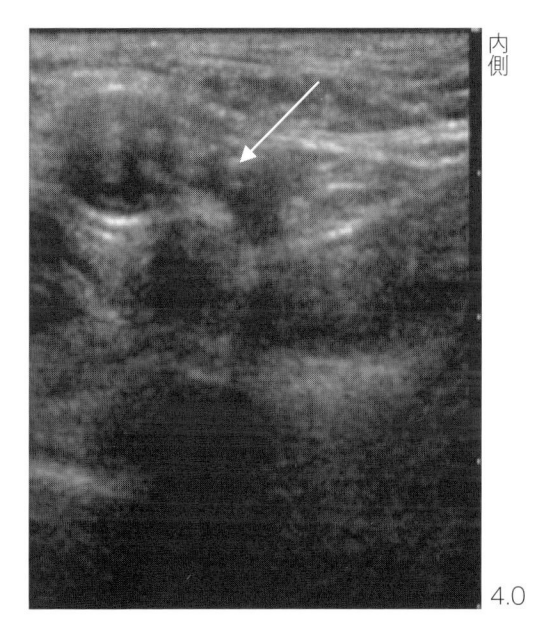

Ⓐ 短軸-交差法(SAX-OOP)

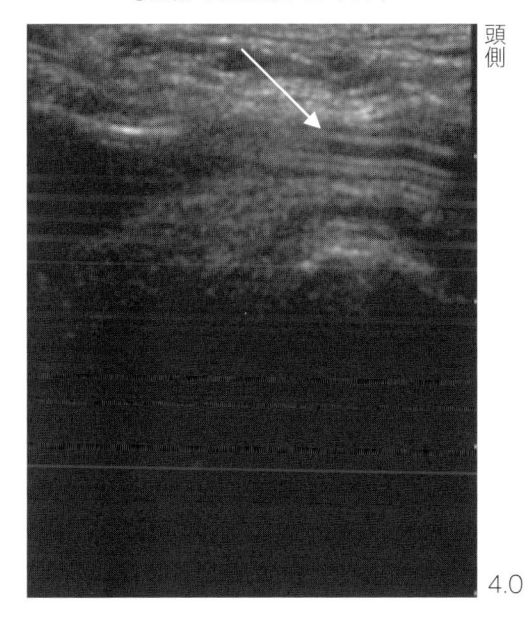

Ⓑ 長軸-平行法(LAX-IP)

図7 交差法および平行法によるカテーテルの確認

(橋本 浩)

6 動脈へのカニュレーション

●はじめに
　超音波ガイド下の動脈穿刺は，触診で動脈の拍動が触れにくい，あるいは触れないときに威力を発揮する。したがって，体表から遠い部分の動脈を穿刺しなければならないときやショック状態，カニュレーションの失敗による血腫形成時などの強い味方である。

1) 橈骨動脈穿刺

解 剖（図1）

　上腕動脈は橈骨動脈と尺骨動脈に分かれる。橈骨動脈は，前腕の2/3は筋に被われるが，遠位部1/3は皮下近くの浅筋膜に被われるだけで，体表より触れやすい。橈骨動脈は最終的に尺骨動脈との間に深掌動脈弓と浅掌動脈弓を形成する。

適切な体位

　手関節背側に手枕を挿入し，手関節を背屈した形で固定する。

プローブの選択

　5-10MHzのリニア型プローブ（ホッケースティック）が軽く使いやすい。

プローブの方向と針のアプローチ

　橈骨動脈は非常に浅いため，短軸像で描出し交差法で針を進める（SAX-OOP）。

穿刺する針のタイプや太さ

　使用する針は22-20Gの一般的な留置針でもよいが，ガイドワイヤー付き動脈留置カテーテル，Insyte-A™が使いやすい。超音波ガイド下血管穿刺の利点は，確実に針を血管内に導くことにあり，穿刺後さらに末梢動脈のような狭い内腔をカテーテルを進めるテクニックは別の技術である。しかし穿刺成功後，ガイドワイヤーをそのまま挿入できるこの針は，まさに超音波ガイド下穿刺に適した留置針であり，困難例では是非使用したい。

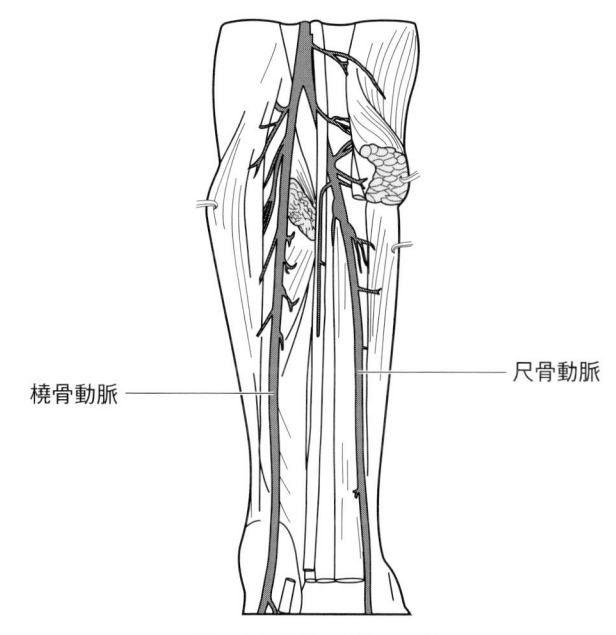

図1 前腕部の血管の解剖

上腕動脈から分岐した橈骨動脈と尺骨動脈の走行．尺骨動脈には神経が伴走する．

(平沢　興，岡本道雄(改訂)．大循環・動脈．解剖学(2)脈管学・神経系(第11版)．東京：金原出版；1982．p.61より改変引用)

穿刺の際の手順

1. 手枕を利用し，手関節を背屈した形で固定する．
2. 刺入部位に局所麻酔を行う．局所麻酔薬シリンジ内のエアーに注意する(超音波ビームが気体の存在により乱反射して画像が維持できない)．
3. ポビドンヨードで皮膚表面とプローブを密着させ，動脈のプレスキャンを行う．橈骨動脈は伴走静脈を伴うが，静脈は圧迫で容易に潰れ，また，動脈は拍動している．蛇行せず，内腔が明瞭な動脈の部位を探す．
4. 刺入部の皮膚を切開し，穿刺針を鋭角に(30°ぐらい)進め，超音波ガイド下に目標動脈に向かってゆっくり進める．
5. 内筒の針が血管内に入り血液の逆流が認められたら，プローブを置いて，付属のガイドワイヤーをゆっくり進める(**図2**)．針をさらに鋭角に寝かし，針の外筒が血管内に入るまで少しだけ進め，外筒を動脈内に留置する．

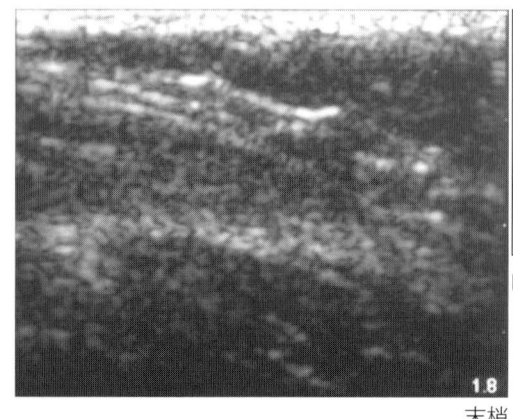

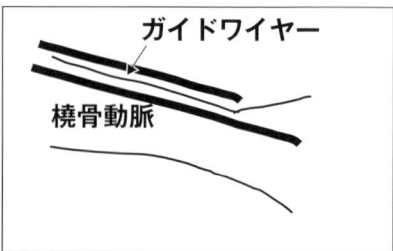

図2 橈骨動脈(矢状断)へのワイヤー挿入
　血管内にガイドワイヤーを進めたところ．長軸像で描出した橈骨動脈内へ穿刺針(平行法)とワイヤーを確認(LAX-IP).

末梢

★ 穿刺のコツ

1. 施行者は超音波画像に集中しながら針を進めているので，血液の逆流を介助者が教えてやると，画像から目を離さずに手の感触と同時に血管内に入ったことが分かる．
2. 超音波ガイド下末梢動脈穿刺は，通常法では難しい患者ほど適応となる．したがって，末端の動脈にこだわらず，より中枢の触診では分からない部位の動脈穿刺にも挑戦できる利点がある．

2) 足背動脈穿刺

(解　剖) (図3)

　足背動脈は，膝窩動脈の2終枝のひとつである前脛骨動脈の足背における延長動脈で，深足底枝と第1背側中足動脈に分かれる．深足底枝は後脛骨動脈の終枝のひとつである外側足底動脈と交通して，足底動脈弓を形成する．

(プローブの選択)

　5-10MHzのリニア型プローブ(ホッケースティック)が軽く使いやすい．

(穿刺の際の手順)

　橈骨動脈穿刺に準ずる．

　　　　　　　　　　　　　　　　　　　前脛骨動脈

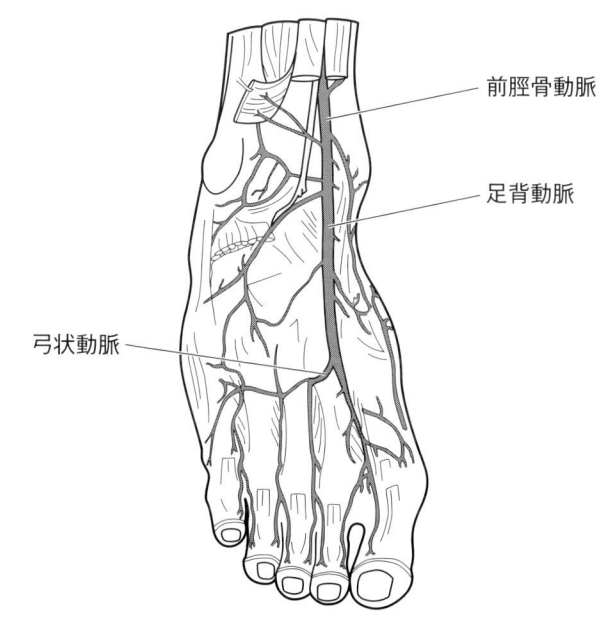

　　　　　　　　　　　　　　　　　　　足背動脈

　　　弓状動脈

図3 足背動脈の解剖

（平沢　興，岡本道雄（改訂）．大循環・動脈．解剖学（2）脈管学・神経系（第11版）．東京：金原出版；1982．p.100より改変引用）

★ 穿刺のコツ

　足背動脈は，橈骨動脈と同じように非常に浅く，高齢の患者では蛇行や石灰化も強い。まっすぐで内腔がしっかりとある動脈の部位を探す。

3) 大腿動脈穿刺

　大腿動脈は，ショック状態の患者で末梢動脈が触れない患者やPercutaneous Cardiopulmonary support（PCPS）などのために緊急避難的に穿刺することも多い。そこで，拍動が弱い，あるいは触れない患者での穿刺となるので，超音波ガイド下穿刺のよい適応となる。

解　剖

　大腿動脈は，外腸骨動脈のつづきで，鼠径靱帯の下の血管裂孔から大腿前面に出て，大腿骨の内側上顆に向かう。大腿動脈からの最大の枝は大腿深動脈で，鼠径靱帯の下方

約5cmで大腿動脈の外側から分枝する。基本的に大腿静脈がその内側下方を伴走するが，大腿深静脈を分枝したあとは，大腿動脈の下方を大腿静脈が伴走する（第3章A-5 大腿静脈穿刺図1参照）。

適切な体位

仰臥位。下肢を10-20°少し外転する。

プローブの選択

5-10MHzのリニア型プローブ

プローブの方向と針のアプローチ

プローブは，上前腸骨棘と恥骨結節を結ぶ鼠径靱帯に平行（大腿動脈の短軸像を描出）穿刺針は交差法で進める（SAX-OOP）。

穿刺する針のタイプや太さ

各キッド付属の留置針または，金属針で行う。

穿刺の際の手順

1. 鼠径部を消毒し，滅菌カバーをプローブに装着する。
2. 鼠径靱帯に平行にプローブを当て，大腿動脈，大腿静脈，深大腿動脈の分枝位置を確認する。穿刺部位は，鼠径靱帯のより尾側で深大腿動脈分枝よりも頭側が好ましい（図4）。
3. 刺入部の表皮をカットし，5mlの注射筒をつけた留置型穿刺針で穿刺する。超音波ガイド下穿刺は，交差法のほうが解剖学的な位置関係が分かりやすい。
4. 針の先端をできるだけ描出するようにし，血管壁を貫いた感触と血液の逆流が確認できたら，外筒が血管内に入るまでもう少しだけ進める。
5. その後外筒のみ血管内に留置し，ガイドワイヤーを用いたセルジンガー法により，目的の動脈用カニューレを留置する。

外側

Ⓐ鼠径靭帯レベル
鼠径靭帯の下では、大腿動静脈は横を伴走する．

Ⓑ大腿深動脈分岐レベル
鼠径靭帯より尾側で、大腿動脈は大腿深動脈を分枝する．

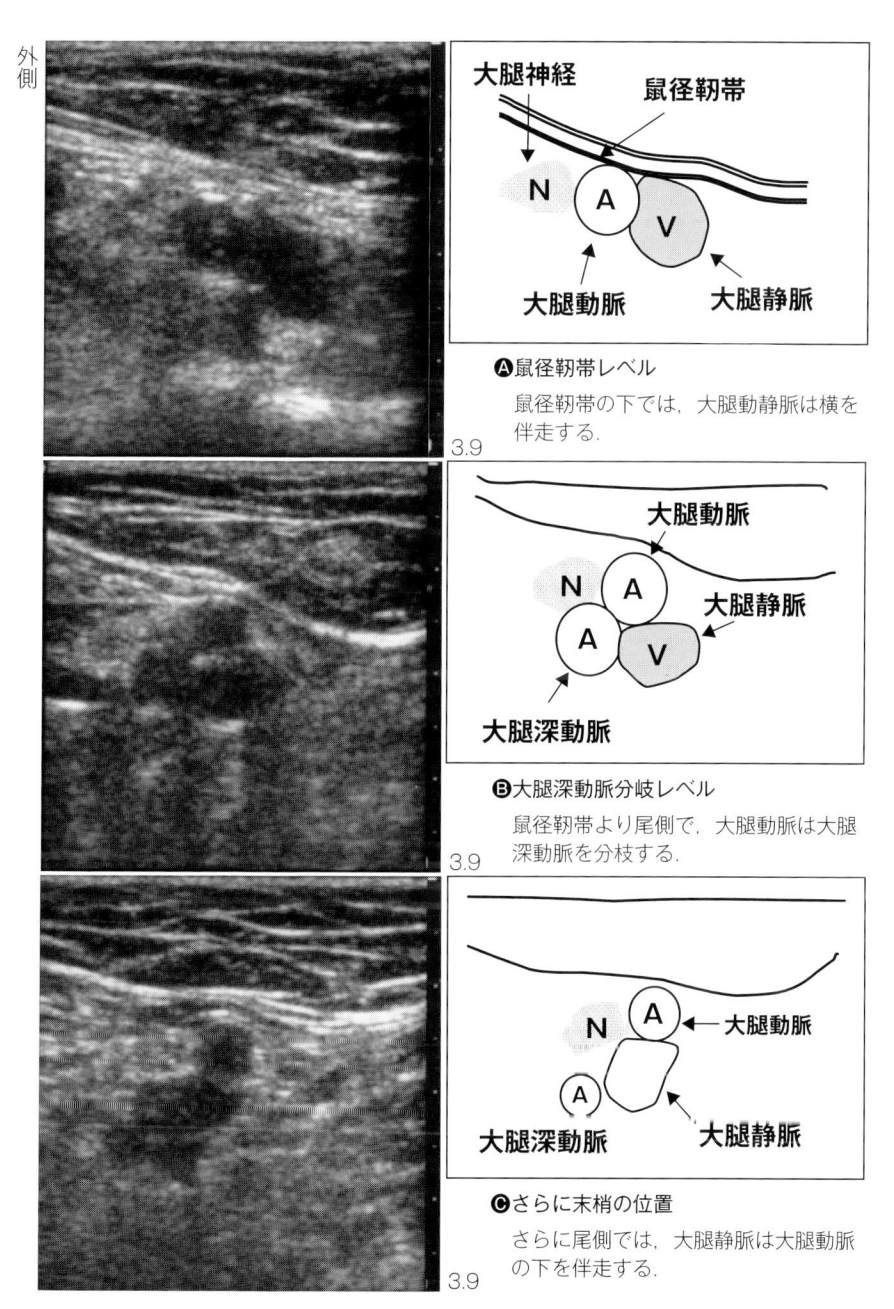

Ⓒさらに末梢の位置
さらに尾側では、大腿静脈は大腿動脈の下を伴走する．

図4 大腿動静脈，大腿神経の超音波画像

★ 穿刺のコツ

1. 心臓マッサージ中での動静脈の見分け方は，解剖学的な位置関係と，軽い圧迫により潰れるほうが大腿静脈で，内腔が保たれるのが大腿動脈である。
2. 実際穿刺時には，術者は，超音波画像に集中しながら針を進めているので，血液の逆流を介助者が教えてやると，術者は画像から目を離さずに手の感触と同時に血管内に入ったことが分かる。

〔橋場　英二〕

B 汎用コンベックス型プローブでできること

1 腹腔穿刺

● はじめに

　腹腔穿刺は腹腔内の貯留液体をサンプリングし性状や各種成分の分析によって診断の一助とする場合と，大量の腹水による呼吸障害を解除するなどの治療目的の場合がある。以前は大量の腹腔内液体貯留が確認されている場合には解剖学的指標を用いて穿刺することも行われていたが，現在は少量の腹腔内液体の穿刺の際にはもちろん，全例で超音波ガイド下に腹腔穿刺を行うことが推奨される。日常的に腹腔穿刺を行う場合には穿刺専用のプローブを準備することを考慮してもよい。プローブの一部にあらかじめ穿刺針を通すための切込みが入っているものと，プローブに脱着可能なガイドアタッチメントを取り付けるものがあるが，詳細はそれぞれの製品の使用説明書を参照していただきたい。本項では汎用コンベックス型プローブを用いた腹腔穿刺について概説する。

適切な体位

　いずれの体位でも可。軽度Fowler位でMorison窩に貯留しやすい。

プローブの選択

　汎用コンベックス型プローブ

プローブの方向と針のアプローチ

　平行法，交差法のいずれも可。ただしプレスキャンのみの目的で使用する場合もある。

超音波画像から得られる穿刺前の情報

a. 腹腔内液体貯留の有無や程度の評価

　Morison窩や脾腎境界では液体貯留検出の感度が高く150ml程度の少量の腹水でも診断可能な場合がある。Douglas窩に所見が見られるのは400-500ml以上。

b. 最適穿刺部位の決定

　超音波ガイドを用いない場合には腹直筋外側，左右上下の4か所のいずれかからの

穿刺が一般的であるが，腹腔内臓器損傷を避けるために超音波画像の所見を参考に液体像（エコーフリースペース）の明らかな部位を穿刺するほうが安全である。

c. 穿刺針の経路（方向・深さ），血管や臓器の位置確認

穿刺部位付近での上もしくは下腹壁動脈の損傷を避けるため，事前に血管の走行をドプラー法により確認する。血管や実質臓器の損傷，胸腔の誤穿刺などの手技上の合併症や，急激な腹水除去による循環動態の悪化に注意が必要である。

穿刺の際の手順

1. 特定の体位にこだわる必要はなく，十分な液体像を描出可能な体位を探す。液体が少量の場合には軽度のFowler位としてMorison窩を中心に貯留させる。
2. 局所麻酔施行ののちに滅菌操作で超音波ガイド下に穿刺針を刺入し，針先を確認しながら腹腔内に進める。軽度の陰圧を加えて，液体の逆流を確認する。1回の穿刺のみでドレナージを終了する場合と，市販のドレナージキットに付属の留置カテーテルを用いて持続ドレナージを行う場合がある。

肝臓手術後の肝下面に貯留した腹水に対して，超音波ガイド下にドレナージカテーテルを留置した症例を示す（図1）。

★ 穿刺のコツ

1. エコーフリースペースが最大となる体位を選択する。
2. 十分な局所麻酔を行い，疼痛による患者体動を予防する。
3. 急激な腹水除去によるバイタルサインの変化に注意する。

前方

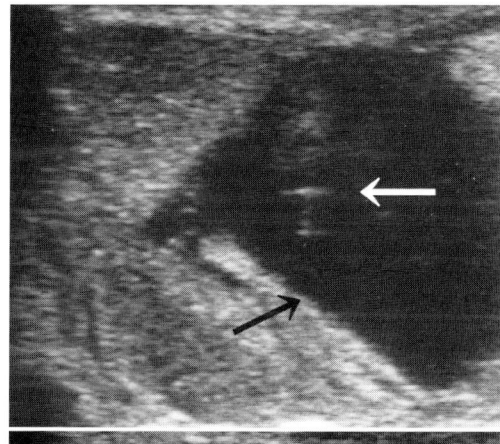

Ⓐ 肝下面に貯留した腹水(→)と，腹腔内へ穿刺された針(⇨)

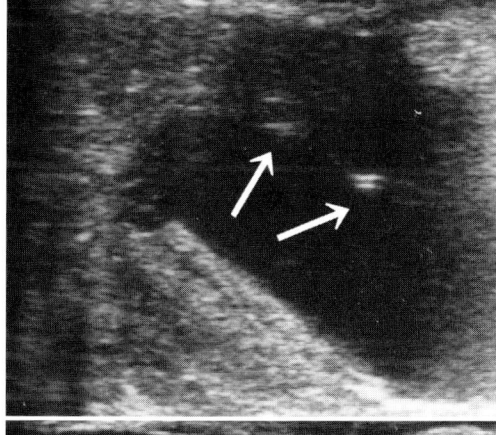

Ⓑ 腹腔内へ挿入中のピッグテイルカテーテル(⇨)

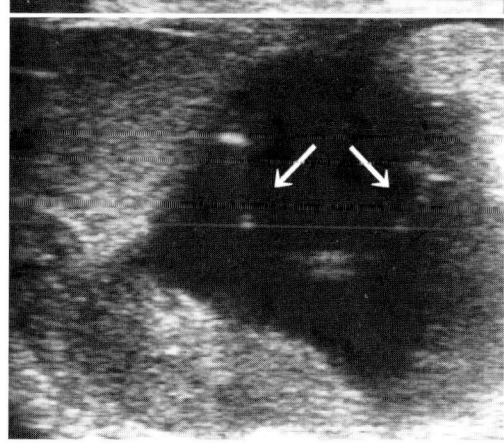

Ⓒ 腹腔内へ挿入されたピッグテイルカテーテル(⇨)

図1 腹腔穿刺

(大川 浩文)

2　膀胱穿刺

　膀胱穿刺の適応としては，尿道カテーテルの維持ができない患者，下部尿道の閉塞で手術や自己導尿の適応でないもの，また緊急の尿道閉塞などがある。禁忌は，膀胱を拡張できない下腹部外科手術，膀胱癌などである。合併症は比較的少ないが，腸管損傷が報告されており，出血，前立腺損傷，直腸，子宮損傷も報告されている。また膀胱の急な減圧は交感神経の反応を引き起こすので注意が必要である。

　超音波ガイド下膀胱穿刺法は，これらの合併症の発生率を減少することが予想される。膀胱内腔を明瞭に描出するために膀胱を充満させることが必要である。また膀胱前面の腸管の陰影を確認できれば誤穿刺を避けることができる。

　Aguileraらは，救急の場で2年間に17例の恥骨上超音波ガイド下の膀胱穿刺を報告している。専用キットを用い，すべての患者で1回の穿刺で成功しており，合併症はなく，有用な方法としている。彼らも膀胱が十分に尿で満ちていることが合併症を防ぐうえで重要としている。また，癒着などのある困難な患者では造影剤を注入したあとで，透視下の穿刺も勧められている。

適切な体位
　トレデンベルグ体位が腸管を移動させる意味で好まれる。

プローブの選択
　セクタ型プローブ

プローブの方向と針のアプローチ
　膀胱鏡の進路方向に対して平行にプローブを調節すると先端部をとらえやすい(IP)。

穿刺の際の手順
1. 膀胱鏡を挿入する。
2. トロッカー挿入部局所を剃毛する。
3. 膀胱鏡から生理食塩液を300ml注入し，トレンデンベルグ体位に変える。
4. プローブを当て穿刺部位を決定する。腸管があれば，回避する手段をとる。

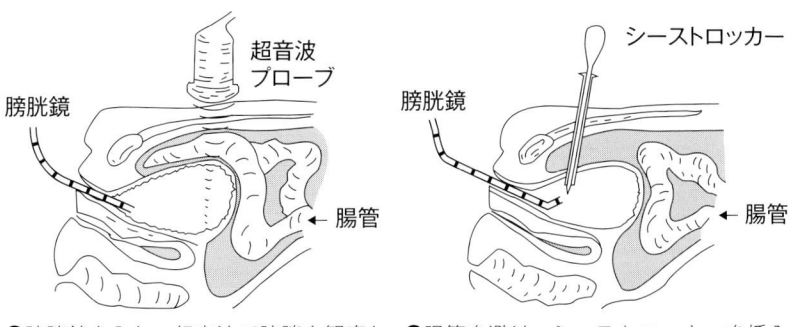

Ⓐ膀胱鏡を入れ，超音波で膀胱を観察している．腸管の進入がある．　Ⓑ腸管を避け，シーストロッカーを挿入したところ．膀胱鏡で位置確認．

図1 膀胱穿刺の方法

(Lawrentschuk N, Lee D, Marriott P, et al. Suprapubic Stab Cystostomy：A Safer Technique Urology 2003；62：933より改変引用)

5 局所麻酔を穿刺部位に行う．脊麻針を刺し，膀胱鏡で位置確認を行う．

6 シース付きのトロッカーカテーテルを挿入する．

7 トロッカーを抜去し，16Fカテーテルをシースから挿入する．シースを抜き，カテーテルバルーンを拡張させる．カテーテルは6週ごとに交換する（**図1**）．

(坪　敏仁)

3 胸腔穿刺 －ドレーン留置の際の利用－

　胸腔穿刺における超音波ガイド下法の応用は，移動性，リアルタイム性，放射線の被曝がないなど優れた利点を有する．胸腔穿刺は比較的安全な手技とされるが，気胸の報告が20-33％存在する．超音波画像を利用すると気胸の頻度を減少できるとの報告がある．また，成功率上昇を認めるという．多くの超音波を用いた研究はマーキングを行っており，実際に穿刺針の方向深さなどまで調査した報告は少ない．

適切な体位
　患者を坐位，側臥位，仰臥位，あるいはファーラー位とし，患側の上肢を挙上する．

プローブの選択
　3.5-5MHzのセクタ型プローブ

穿刺の際の手順
1. 肋骨の間から，胸水が実質臓器である横隔膜，脾臓，肝臓，腎臓と高エコー領域の肺との間に認められる（胸水の厚さは15mm必要といわれている）．
2. 穿刺部は第5-6肋間，前腋下線あるいは中腋下線を目安にする．
3. 右胸腔では，肝臓・横隔膜を指標とし，左胸腔では脾臓・横隔膜を指標とする．
4. 横隔膜の上方1cmマークをつけ，胸水との距離と方向を決める．左穿刺時には特に心臓との関係に気を配る．
5. 単純穿刺時は多孔性のカテーテルを使用すると閉塞が少ない（図1）．

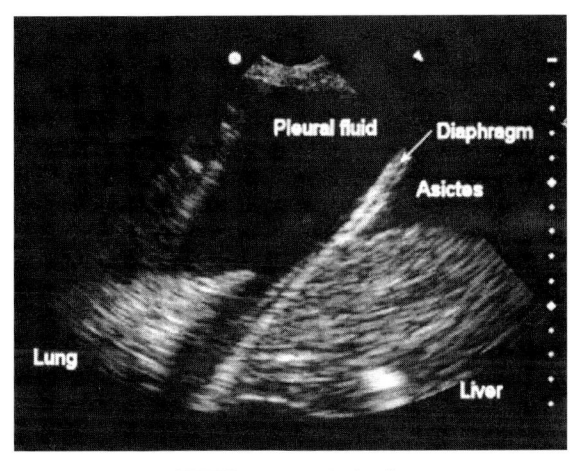

図1 胸水の超音波画像

横隔膜を境に胸水と腹水が認められる．また含気を失った肺も認められる．

（Feller-Kopman D. Ultrasound-Guided Thoracentesis. Chest 2006；129：1709より引用）

（坪　敏仁）

第4章

編著者らは本書の内容の正確さに最大限の注意を払いましたが，本書で紹介する超音波ガイド下法による各種の穿刺手技の技術の習得はチャレンジと考えます．施行者の技量に依存する新しい多くの医用技術と同様に，この技法を実際の患者さんに応用するにあたっては，関連諸学会の提供するワークショップなどを通じて基礎を学んだうえで，指導医の監督下にインフォームドコンセントを得て細心の注意をもって行うよう推奨します．

本書の内容に従った臨床応用の結果については，施行者が一切の責任を負うことを申し添えます．

A 高周波リニア型プローブでできること

1 上肢の手術,鎮痛のために−腕神経叢ブロック,正中・尺骨・筋皮神経ブロックなど−

● はじめに

　腕神経叢は主として第5頸椎から第1胸椎の神経根で構成される。

　神経根部から伸びた腕神経叢は鎖骨と第1肋骨の間を潜り腋窩で終末神経になって上肢へ分布するまでに神経根部,神経幹部,分岐部,神経索部と分枝を繰り返す(図1)。

　超音波ガイド下斜角筋間アプローチは,腕神経叢が原則として神経根部から神経幹部に至る間に前・中斜角筋の間を通過することを利用し,超音波画像下に腕神経叢,斜角筋間溝,斜角筋群および周囲の大血管を描出したのち,局所麻酔薬で斜角筋間溝を満たすことで神経ブロックを目指す方法である。同法は斜角筋群や腕神経叢の分岐様式などの基本的構造の正常破格や血管の走行異常なども描出でき,安全なブロック針の進路や局所麻酔薬の拡がりの微調整が可能となる。

　一方,超音波ガイド下腋窩アプローチは,斜角筋間アプローチの利点に加えて,従来の方法では同定が難しかった筋皮神経の同定が確実にできることが重要な点である(図2)。

　超音波ガイド下鎖骨上および鎖骨下アプローチは他のアプローチに比べ中等度以上の難易度となるため,他の成書を参照されたい。実施にあたっては指導体制の整った施設での研修をお勧めする。

1) 腕神経叢ブロック(斜角筋間アプローチ)

(解　剖)(プレスキャンで確認すべき要点)

　事前にブロック予定部位を走査し,標的部位(神経組織や筋膜面)と,そこに至るまでの周辺の軟部組織や,血管,胸膜,甲状腺などの組織の誤穿刺を避けるブロック針の誘導経路を確認できる(第1章A-2.超音波解剖学入門 図3A,B参照)。

(適応手術・適応処置)

　肩関節,鎖骨,上腕骨近位側(上腕内側,腋窩を除く)

　注)ブロック側の横隔神経ブロックはほとんど必発であるので,術前から呼吸不全の

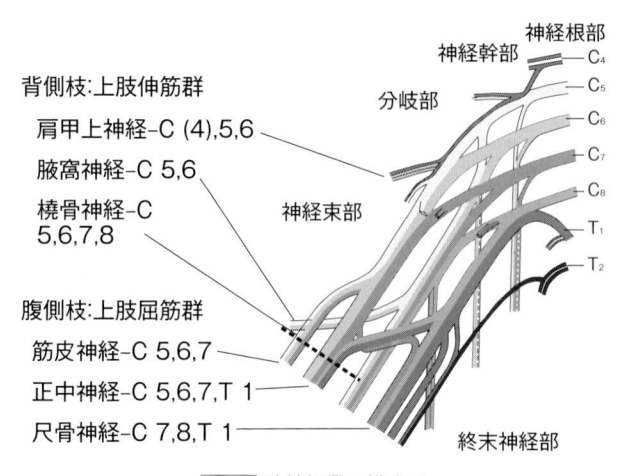

図1 腕神経叢の構成図

（佐藤　裕．腕神経叢ブロック．小松　徹，佐藤　裕，瀬尾憲正ほか編．超音波ガイド下区域麻酔法．東京：克誠堂出版；2007．p.54より引用）

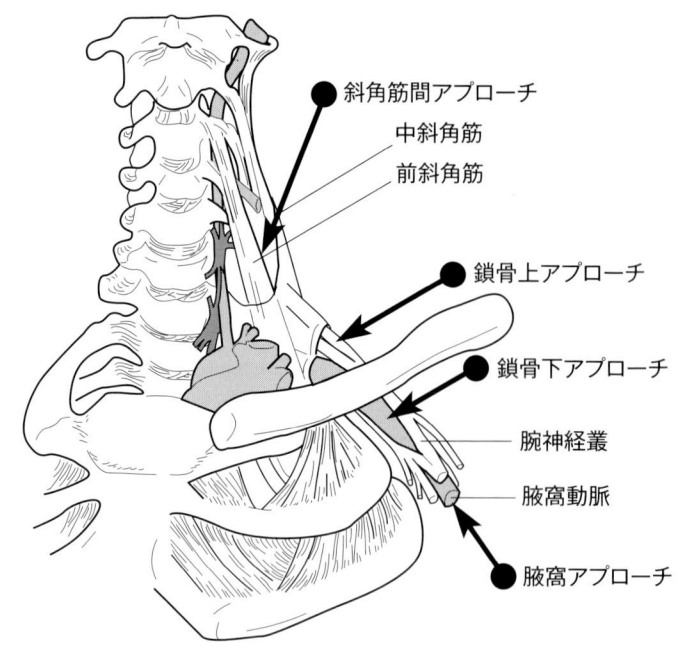

図2 腕神経叢を中心とした頸部の解剖図と腕神経叢ブロックの各アプローチの位置

（佐倉伸一，林　英明．腕神経叢ブロック．小松　徹，佐藤　裕，瀬尾憲正ほか編．超音波ガイド下神経ブロック法ポケットマニュアル．東京：克誠堂出版；2006．p.16より引用）

高度な患者は相対的禁忌となる（合併症の項参照）。

適切な体位
仰臥位，頭はブロック側の反対側へ軽く回旋．ブロック側の上肢は体側に付着させる．

プローブの選択
7MHz以上の高周波リニア型プローブが望ましい．

プローブの方向
側頸部横断走査（第6頸椎＝およそ輪状軟骨の高さ）を行い，神経根および前斜角筋，中斜角筋の短軸像を描出する．

ブロック針サイズ
成人は22G，50mm針，小児は22G，25–30mm針．

針のアプローチ
1回注入の場合は，平行法が最適である（SAX–IP）．

局所麻酔薬投与量
目標とする神経根像が注入した局所麻酔薬で包まれるように1–2mlずつ分割注入する．

超音波神経画像
頸部正中位で気管の陰影を確認し，外側へ徐々に走査して総頸動脈，内頸静脈を確認する．血管群の表層に胸鎖乳突筋の形状を確認し，筋組織の網状パターンが明瞭に描出できるようにゲインを調節する．さらに頸部の外周にそってプローブを走査すると血管群の外側，胸鎖乳突筋の奥に斜角筋群が同定できる（第1章A-2.超音波解剖学入門 図3A,B）．

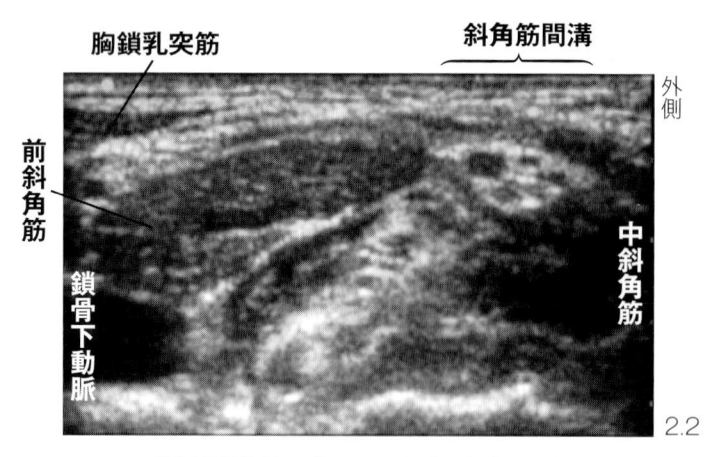

図3 斜角筋間ブロック施行後の超音波画像

鎖骨上に近い位置．斜角筋間溝の神経叢が低エコー性の局所麻酔薬に包まれ，周辺の組織との境界が明瞭になることもある．

ブロックの手順

1. 体位を得て術野を消毒したのちに滅菌カバーをプローブに装着する．
2. 穿刺部の皮膚に浸潤麻酔を行ったのち（空気を入れないように）ブロック針を進める．平行法で行う場合，ブロック針全体の描出が可能である．
3. 針の進入方向は，前方（前斜角筋側）または後側方（中斜角筋側）から行う．前方から行う場合は，内頸静脈の穿刺に注意する．針先を見失わないように慎重に腕神経叢に向けて針先を進める．手技に習熟するまでは神経刺激装置の併用を勧める．
4. 筋膜を貫通して斜角筋間溝に針先が到達したら，神経根全体を局所麻酔薬で包みこむように数回に分割して局所麻酔薬を注入する（図3）．

★ 安全な手技のコツ

1. 超音波画像上から針先を見失ったら操作を中断し，プローブを微調整して針先を再確認する．
2. 刺激装置電流が0.5mA以下で収縮を認める場合，神経を貫通している可能性がある．また注入時にシリンジに異常な抵抗感を認める場合は，針先の位置をゆっくり1–2mm後退させて再注入を試みる．

合併症

1. 横隔神経ブロック（ほぼ100%）～十分なブロックが得られればほぼ必発であるが，術前正常な換気能があれば臨床的に問題は少ない。術後に左右の側胸部で胸膜の運動の差を確認する（Lung sliding sign：第2章A-3.肺の超音波診断 図1参照）。
2. 反回神経ブロック，星状神経ブロック（10-20%）
3. 局所麻酔薬中毒
4. くも膜下ブロック，神経損傷

2）腕神経叢ブロック（腋窩アプローチ）

解 剖

腋窩中枢側では，正中，撓骨，尺骨の3終末枝は基本的に腋窩動脈を中心に取り囲むように走行する。筋皮神経はより中枢側で腕神経叢の外側神経索を離れて上腕二頭筋や烏口腕筋などの上肢屈筋群内を下降する。腋窩動脈周囲の3終末枝の位置関係は個人差や上肢位によって大きく変わりやすいし，動脈と伴行する腋窩静脈にも影響されやすい。

適応手術・適応処置

上腕遠位，肘関節から末梢の手術

適切な体位

仰臥位。上肢は上腕を体側に直角になるよう外側に伸ばし，前腕は90°頭側へ，体軸に平行に挙上する（図4）。

プローブの選択

7MHz以上の高周波リニア型プローブ

プローブの方向

大胸筋の外側縁で上腕動脈の短軸像を描出する。

ブロック針サイズ

成人，小児とも斜角筋間アプローチと同様である（p135参照）。

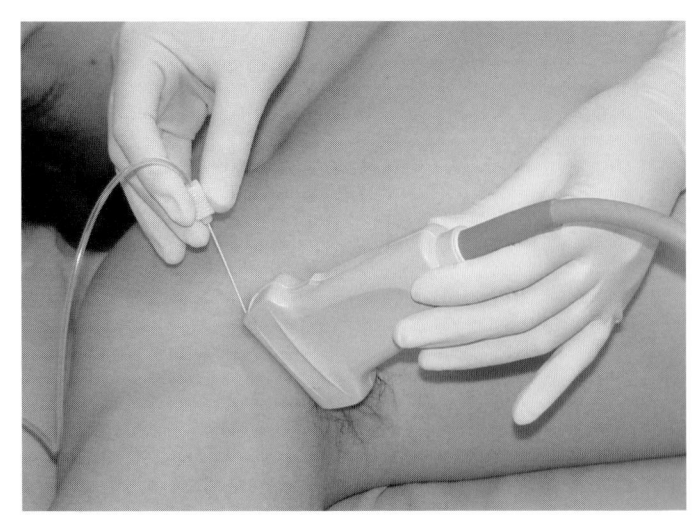

図4 腋窩ブロック施行時の体位と針の進入方向
屈筋群(上腕二頭筋,烏口腕筋)側から平行法でブロック針を進める.

(針のアプローチ)

　1回注入法では,平行法がよい(SAX-IP)。

(局所麻酔薬投与量)

1 3終末枝とも確認できる場合：各神経あたり5ml分割注入する。
2 終末枝の確認が難しい場合：腋窩動脈の上下面に各10mlずつ分割注入する。
3 筋皮神経は3終末枝とは別に,屈筋群内の神経周囲を包むように2-5mlの局麻薬を分割注入する。

(超音波神経画像)

　腋窩で大胸筋の上腕骨への付着部の高さで横断走査を行うと,上腕骨の陰影の屈筋側と伸筋側の間に筋膜の境界線が描出され,その上面に腋窩動脈の横断画像が検出される。腋窩動脈は通常2本の伴行静脈が見られるが,拍動性の有無やプローブで軽く関心領域の圧迫を反復し,容易に変形するかで静脈の鑑別は容易である。画面から動静脈,屈伸

筋群と筋膜を除外し，腋窩動脈周囲に隣接した，索状でほぼ一貫した太さを持ち，肢位の変化やプローブの圧迫などでも変形しにくい組織を同定する．これらが末梢神経線維の横断面である．筋皮神経は屈筋群である上腕二頭筋短頭と烏口腕筋の境界面の筋膜内や烏口腕筋の内面に低エコー性の目玉状組織として描出される（正常腋窩腕神経叢超音波画像：第1章A-2.超音波解剖学入門 図6参照）．

ブロックの手順

1. 前述の体位を得て，滅菌カバーをプローブに装着し超音波画像の最終調整を行う．
2. 穿刺部の皮膚に浸潤麻酔を行い，プローブの外側からブロック針を進める．平行法で行う場合，ブロック針全体の描出が可能である．針を固定できなければ動かさない．
3. 針の進入方向は外側（上腕二頭筋側）または内側（上腕三頭筋側）から腋窩動脈に向け正中・尺骨・橈骨神経の周辺にブロック針を進める．手技に習熟するまでは神経刺激装置を併用する．
4. ブロック針が神経に接する必要はなく，局所麻酔薬で神経全体を包みこむように分割して局所麻酔薬を注入する（図5）．
5. 筋皮神経は，腋窩動脈から離れていることが多く，必要があれば穿刺部位を変える．

合併症

1. 局所麻酔薬中毒

   腋窩アプローチは上肢の腕神経叢ブロック中もっともポピュラーな手技であるが，数ある末梢神経ブロックのうちで，もっとも伴行静脈内に局所麻酔薬を注入するリスクが高いブロックのひとつである．プレスキャンの超音波画像上で腋窩静脈や細かい分枝の位置を確認するとともに，分割注入に先立ち吸引試験を繰り返すことが大事である．さらに超音波ガイド下ブロックでは，画像上で針先の位置を視認しながら注入し，針先から局所麻酔薬が拡がるようすを確実に観察することが重要である．1ml以下の注入量でも，針先からの局所麻酔薬の流出が確認できなければ，血管内注入の起きている可能性があるので注入を中断し，針先の位置を修正することが大事である．

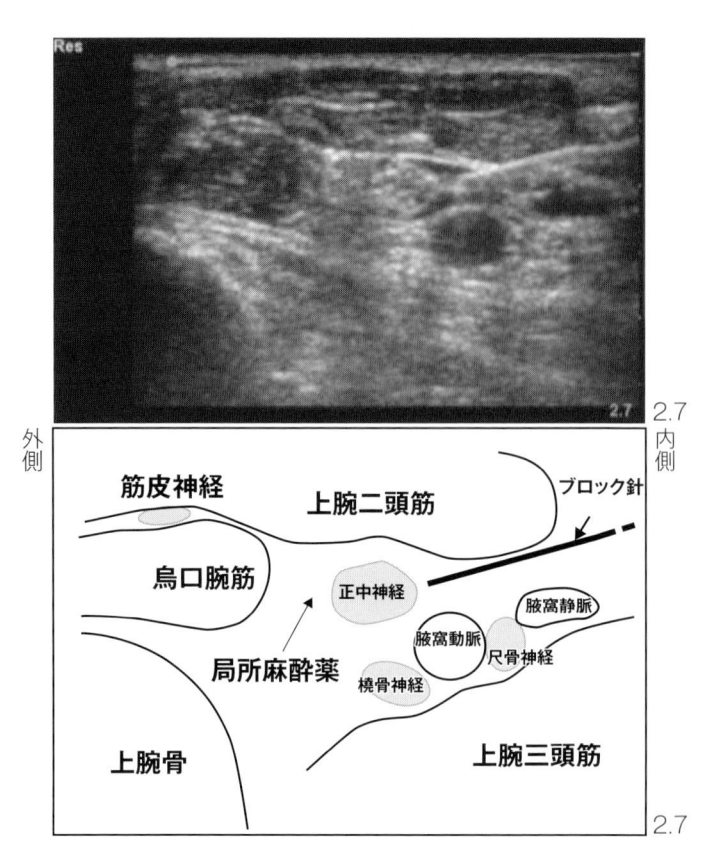

図5 腋窩ブロック施行後の超音波画像
伸筋群(上腕三頭筋)側から針を進め，正中神経のまわりに局所麻酔薬を浸潤する．

2 神経損傷

　斜角筋間アプローチと同様にブロック針の描出を確実に行う。

3 血腫形成

（佐藤　裕）

3) 正中神経，尺骨神経，橈骨神経，筋皮神経ブロック

● はじめに

　上肢の各終末神経を個別にブロックする方法であり，ペインクリニック領域での治療や腕神経叢ブロックのレスキューブロックとして行われる。従来の方法で行う腕神経叢斜角筋間アプローチ，鎖骨上アプローチでは，尺骨神経領域の効果が不十分になりやすく，末梢での尺骨神経ブロックにより補填することもある。本項では，上腕骨幹部，上腕骨肘部，前腕部で各末梢神経ブロックを行う方法を紹介する。

（解　剖）（第 1 章 A-2. 超音波解剖学入門 図 7 ～ 10；上肢の超音波解剖参照）

　a. 上腕骨肘部

　　正中神経：上腕動脈の内側を伴走。

　　橈骨神経：上腕二頭筋腱の外側を走行し上腕筋と腕橈骨筋の間で深枝と浅枝に分離。

　　尺骨神経：上腕骨内側上顆と鈎状突起の間を走行し，尺骨神経溝に至る。

　b. 前腕部（前腕遠位 1/3； 図6 　 図7 ）

　　正中神経：長母指屈筋と浅指屈筋の間を走行し屈筋支帯内側に至る。

　　尺骨神経：尺骨動脈内側を伴走。

　　橈骨神経：橈骨動脈外側を伴走。

（適応手術・適応処置）

　1 上腕骨肘部：（腋窩ブロック上位のレスキューブロックとして）前腕や手の手術に併用。

　2 前腕部：手の手術，指の小手術

（適切な体位）

　1 上腕骨肘部：仰臥位で上腕を 90°外転し，前腕回外位とする。尺骨神経ブロックの際は，前腕を 60°屈曲する。

　2 前腕部：目的とする神経がよく描出する位置に前腕を回旋する。

（プローブの選択）

　7MHz 以上の高周波リニア型プローブ

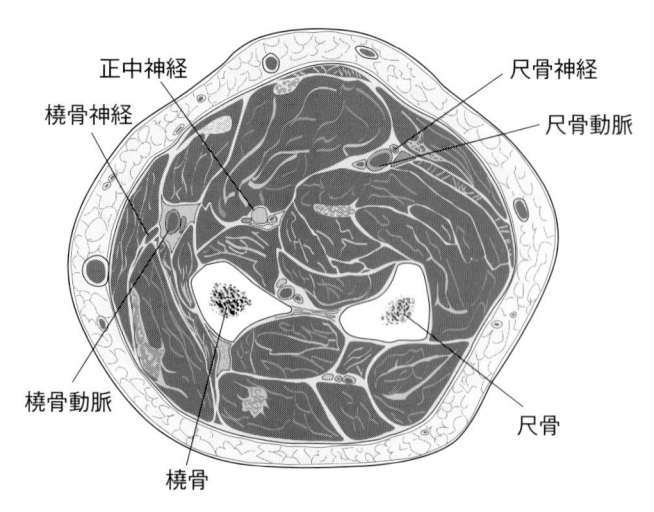

図6 前腕遠位1/3付近の断面図

(Clemente CD. Pectoral Region and Upper Extremity. In : Clemente CD, editor. Anatomy A Regional Atlas of the Human Body. 5th ed. Philadelphia : Lippincott Williams & Wilkins ; 2007. plate96より引用)

プローブの方向

神経の走行に垂直に神経断面を描出(短軸像)。

ブロック針サイズ

50mmの22G短ベベル針,神経刺激法を用いる場合は絶縁ブロック針。

針のアプローチ

平行法(SAX-IP)

局所麻酔薬投与量

1本の神経に対して5-8ml。濃度は目的に応じて調整する。

超音波神経画像 (第1章A-2.超音波解剖学入門 図7～10;上肢の超音波解剖参照)

各神経は,筋膜間などの周辺の構造物に応じて形が変わり,縫錘状扁平な構造物として描出される。境界は比較的鮮明で,周辺は高エコー性の膜(神経鞘)に包まれるが,内

尺側

2.7

尺骨動脈
浅指屈筋
尺骨神経
正中神経
尺骨

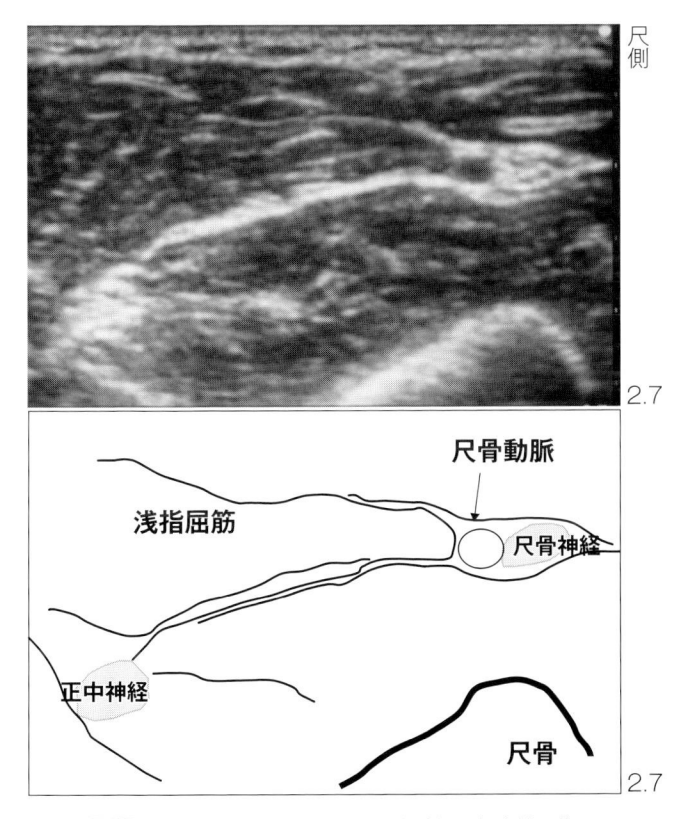

2.7

図7 前腕近位での尺骨神経，正中神経の超音波画像

143

部は低エコー性・蜂窩状の特徴的な像を示す。周辺の血管や腱との鑑別が難しい場合は，カラードプラーやプローブによる組織の圧迫により血管や腱との鑑別が可能である。また腱組織は，その内部構造が均一であり，筋組織への連続性を認める。

ブロックの手順

1. 体位を決めて，プレスキャンを行う。ブロックする位置は任意であるが，周囲の血管の位置とアプローチの方向を考えて穿刺位置を決める。
2. 消毒後，滅菌カバーでプローブを覆い，穿刺部位に浸潤麻酔を行う。
3. 皮下にブロック針を描出したら，目標の神経と針の両方を見失わないように少しずつ針先を神経に近づける（図8Ⓐ）。
4. 神経刺激装を併用する際は，1.0mA以上の強さで刺激を開始して，目的神経の領域に応じた動きを確認する。
5. 局所麻酔薬は，周辺を取り囲むように浸潤すれば理想的であるが（ドーナツサイン；図8Ⓑ），併走する血管との位置関係や技術的に難しいと判断した場合は無理をしない。

★ 安全な手技のコツ

1. 尺骨神経溝での尺骨神経ブロックは行わない。その他構造的に狭い領域でのブロックは術後の神経麻痺の危険性を伴う。
2. 肘レベルでの橈骨神経ブロックは，運動枝と知覚枝が分離するため，完全なブロックが得られない。また電気刺激による反応を認めない可能性がある。
3. 超音波ガイド下末梢神経ブロック法に習熟するまでは，腕神経叢ブロックのレスキューとして扱い，第一選択の手技としない。

合併症

血管穿刺，神経損傷など。

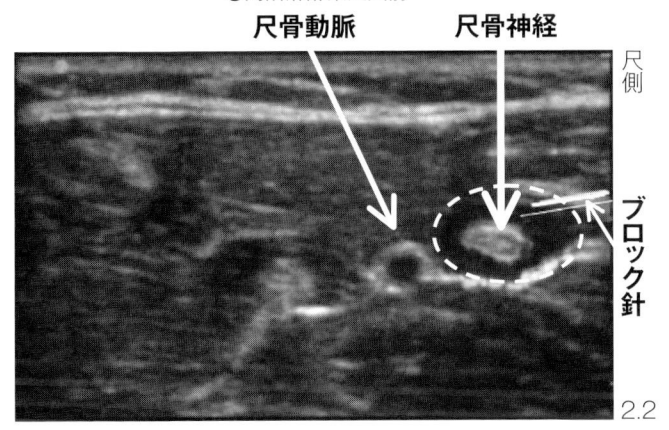

Ⓐ 局所麻酔薬注入前

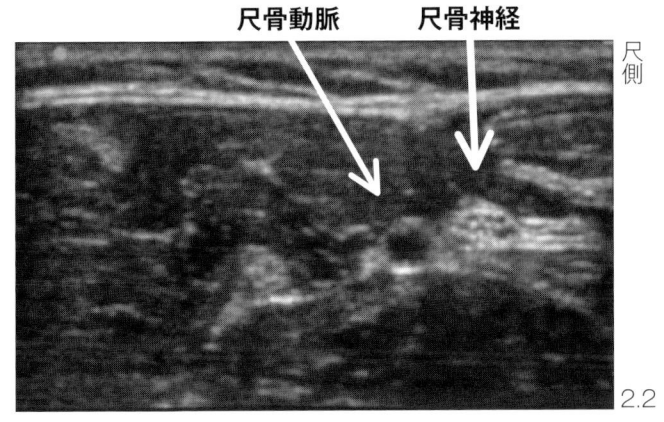

Ⓑ 局所麻酔薬注入後(ドーナツサイン)

図8 前腕部での尺骨神経ブロック

(佐藤 裕. 尺骨神経ブロック. 小松 徹, 佐藤 裕, 瀬尾憲正ほか編. 超音波ガイド下神経ブロック法ポケットマニュアル. 東京:克誠堂出版;2006. p.121 より引用)

(北山 眞仕)

2 下肢の手術,鎮痛のために－前方からのアプローチによる下肢の神経ブロック－

1) 大腿神経ブロック

● はじめに

　大腿神経は,鼠径部において内側に大腿動静脈というすぐに分かるランドマークがあり,神経自体も非常に太い神経であるので画像としてとらえやすい。よって,習得しやすいブロックのひとつである。以前は神経刺激装置を用いたランドマーク法で大腿神経ブロックは行われていたが,比較的成功率は高いものの,神経が大腿筋膜ではなくさらに1枚下の腸骨筋膜下にあるため,局所麻酔薬が腸骨筋膜下に注入されないで効果不十分となることもあった。しかし,携帯エコーを使用することで,腸骨筋膜下に注入されたかどうか容易に認識できるため,超音波ガイド下大腿神経ブロックの成功率は非常に高い。よって,研修医でも手技の習得が容易である。また,手術麻酔だけでなく膝関節手術患者の術後鎮痛にも有用である。

解　剖 （図1）

　大腿神経は第2-4腰神経前枝が集まって形成する腰神経叢の最大の枝で,鼠径部では大腿神経は腸腰筋や外側大腿皮神経とともに,筋裂孔を通過して大腿動脈にそって下行し下肢の支配領域に達する。筋枝は腸腰筋と大腿の伸筋群,前皮枝は大腿前面の皮膚へ分布する。そして最大の皮枝である伏在神経は大伏在静脈にそって下行し膝関節の内側で皮下に出て,下腿および足背の内側面の皮膚知覚をつかさどる。鼠径靱帯の部位では内側から大腿静脈,大腿動脈,大腿神経の順に位置し,静脈,動脈,神経（VAN）の構造が明瞭に確認できるため,大腿神経ブロックを行う適切な部位といえる。

適応手術・適応処置

1. 大腿神経ブロック単独では,大腿前面,膝前面,下腿内側の手術
2. 坐骨神経ブロックと併用で,膝より遠位部の下肢の手術全般
3. 腸骨下腹神経・腸骨鼠径神経ブロックと併用で,下肢血管手術（伏在静脈ストリッピング術,F-Pバイパス術）
4. 持続大腿神経ブロック：膝手術の術後疼痛管理

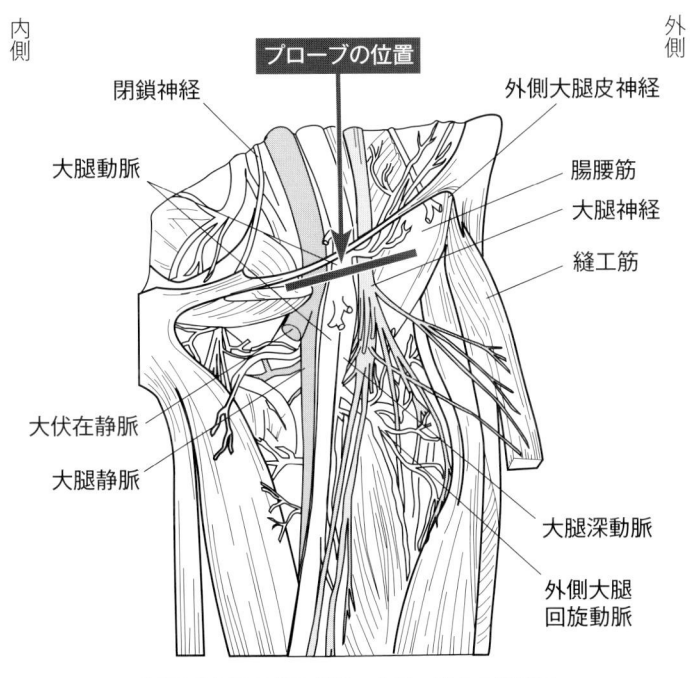

図1 左鼠径部の神経，血管，筋肉の解剖図

(野村岳志．大腿神経ブロック．小松　徹，佐藤　裕，瀬尾憲正ほか編．超音波ガイド下神経ブロック法ポケットマニュアル．東京：克誠堂出版；2006．p.44 より引用)

適切な体位

仰臥位，患側下肢をやや外転，外旋

プローブの選択

6-13MHz の高周波リニア型プローブ

プローブの方向

鼠径靱帯のやや下方で靱帯と平行にプローブを当てる。

ブロック針サイズ

22G，50mm 針

20G または 22G Touhy 針

針のアプローチ

1回注入法では平行法が安全（SAX-IP）

局所麻酔薬投与量

20-30ml

超音波神経画像

大腿動脈の外側の高エコー性の三角形または楕円形。内部に小さな低エコー性の円を多く認める場合もある（図2）。

ブロックの手順

1. 穿刺部位を中心に，皮膚消毒を行う。
2. プローブと投与する薬物を準備する。
3. 必要に応じて神経刺激装置を使用し，大腿下部外側にアース電極を貼付する。
4. 鼠径靱帯に平行に皮膚にプローブを当て，穿刺部位を決定する。
5. ブロック針は超音波プローブの外側から平行法で，針を描出しながら大腿神経に向かって刺入していく。
6. 針は大腿筋膜に続いて腸骨筋膜を貫くため2度のポップ感（貫く時の抵抗のその直後の抵抗消失感）がある。
7. 神経刺激装置を使用する場合，針先が大腿神経近傍となった時点で，1mA以下で1-2Hzの通電刺激を開始する。
8. 通電刺激により，刺激される大腿神経の枝で縫工筋の収縮や大腿四頭筋の収縮を認める。理想的には大腿四頭筋（膝蓋近位部）収縮を目指す。
9. 満足な位置に針先端を到達した時点で，血液などが逆流してこないことを確認して局所麻酔薬20-30mlを注入する。薬液を2-5ml注入するたびに，血液の逆流のないことを確かめる。また，注入抵抗が強い場合は神経鞘内注入の危険性があるので，針先端の位置を適切な場所に移動させて再度注入を開始する。
10. 局所麻酔薬注入により，高エコー性神経組織の周囲に局所麻酔薬による低エコー性リング（ドーナツサイン）を観察できる（図3）。

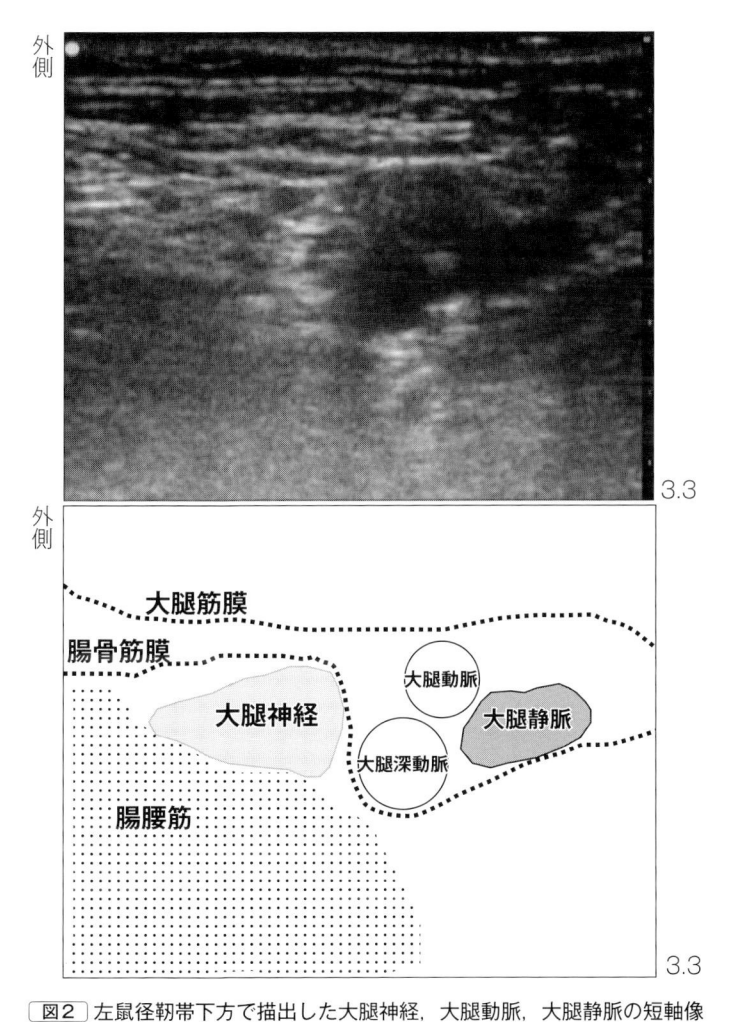

図2 左鼠径靱帯下方で描出した大腿神経，大腿動脈，大腿静脈の短軸像

皮膚表面から大腿筋膜，腸骨筋膜の層を認め，大腿動静脈と大腿神経は腸骨筋膜により隔てられている．

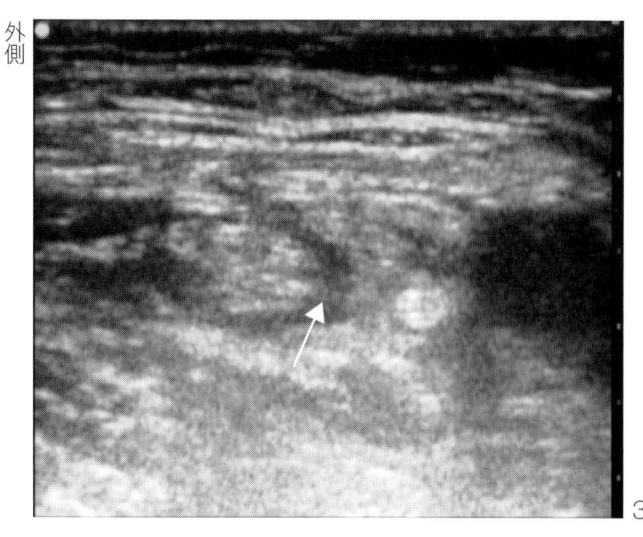

図3 局所麻酔薬注入後の大腿神経超音波画像
神経周辺に局所麻酔薬によるドーナツサインを確認できる(⇨).平行法で進入したブロック針が一部描出されている.

合併症

神経損傷,血腫,血管内局所麻酔薬誤注入,感染

2) 腸骨筋膜下神経ブロック(3 in 1 or 2 in 1 Block)
●はじめに

　腸骨筋膜下ブロックはDalensらが考案した手技で,神経刺激器を必要とせず,たった1か所で2度の筋膜貫通感のみにより針を刺入して局所麻酔薬を注入することで,大腿神経と外側大腿皮神経をブロックすることができる(2 in 1 block).また,小児は大腿神経,外側大腿皮神経だけでなく閉鎖神経もブロックできる(3 in 1 block).ただし,成人では閉鎖神経をこの方法でブロックすることは難しい.このブロックは,神経に直接触れないコンパートメントブロックであるため安全性が高く,効果も大腿神経ブロックに劣ることはない.よって,研修医向きともいえる.

解　剖

　大腿神経,外側大腿皮神経,閉鎖神経は腰神経叢の枝で,大腿神経および閉鎖神経は

L2, 3, 4の成分，外側大腿皮神経はL2, 3の成分からなる．大腿神経は大腰筋の外側縁を走行したのちに腸骨筋と大腰筋の間を外下方に走行し，鼠径靭帯の下を通って大腿に出て前枝と後肢に分岐する．前枝は大腿前内側面の皮膚知覚と恥骨筋と縫工筋の運動を支配する．後枝は股関節，膝関節，大腿前面，下腿から足背の内側面の皮膚知覚と大腿四頭筋の運動を支配する．外側大腿皮神経は腰神経叢の枝でL2, 3の成分からなり，腰方形筋と腸骨筋の前を外下方に走行し，上前腸骨棘の1cm内側を走行して鼠径靭帯の下を通り，大腿外側面の皮膚知覚を支配する．閉鎖神経は，第5腰椎-第1仙骨レベル大腰筋内側縁に出て，仙腸関節前面を通過し，内外腸骨動脈の分岐付近で前方に向かい，骨盤壁を走行して閉鎖管に至る．よって，大腿神経と大腿外側皮神経は鼠径靭帯のあたりでは腸骨筋膜に囲まれた同一のコンパートメント内に存在するが，閉鎖神経はそのコンパートメント内には存在しない．

適応手術・適応処置

1. 腸骨筋膜下ブロック単独では，大腿前面，膝前面，下腿内側の手術
2. 坐骨神経ブロックと併用して，膝より遠位部の下肢の手術全般
3. 坐骨神経ブロック，閉鎖神経ブロックと併用して，股関節手術，膝関節手術，大腿骨手術
4. 腸骨下腹神経・腸骨鼠径神経ブロックと併用して，下肢血管手術（伏在静脈ストリッピング術，F-Pバイパス術）
5. 持続腸骨筋膜下ブロック：膝手術などの術後疼痛管理

適切な体位

仰臥位，患側下肢をやや外転，外旋

プローブの選択

6-13MHzの高周波リニア型プローブ

プローブの方向

大腿神経ブロックと同様に，鼠径靭帯の尾側で靭帯と平行に当てる．

ブロック針サイズ

22G，50mm針
20Gまたは22G Touhy針

針のアプローチ

交差法（SAX-OOP）

局所麻酔薬投与量

25-35ml

超音波神経画像

　大腿神経は大腿動脈の外側の高エコー性の三角形または楕円形。内部に小さな低エコー性の円を多く認める場合もある。外側大腿皮神経は画像としてはとらえにくい。腸骨筋膜は，三角形状の大腿神経とつながっているように描出され，その筋膜の下に腸腰筋を認める（(1)大腿神経ブロック図2参照）。

ブロックの手順

❶穿刺部位を中心に，皮膚消毒を行う。
❷患者を仰臥位とし，鼠径靱帯にそってプローブを当て，大腿筋膜と腸骨筋膜を同定し，穿刺部位（画像上腸腰筋が弧を描くように存在するのでその頂点）をプローブの中央に持ってくる。
❸ブロック針は超音波プローブの中央から交差法で，皮膚に45-90°で刺入する。交差法のため針は白いドット状に描出される（図4）。
❹針を刺入していくと大腿筋膜が針先の圧迫で動くのが観察されるので，ていねいに力を加えて大腿筋膜を貫く。
❺さらに針を進めると腸骨筋膜が針先の圧迫で動くのが観察されるので，腸骨筋膜を貫く。
❻局所麻酔薬液を2-5ml注入するたびに，血液の逆流のないことを確かめる。
❼局所麻酔薬の拡がりを画像上で確認し（図5），大腿神経の下側に拡がれば腸骨筋膜下にブロック針があるが，大腿神経の上側にしか拡がらない場合は腸骨筋膜を針

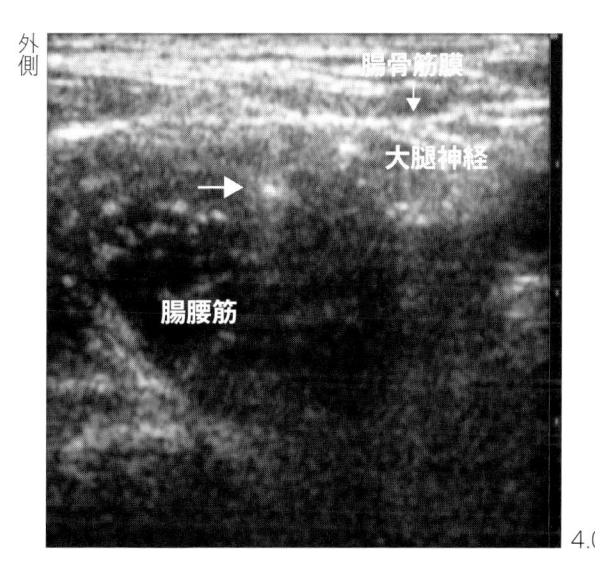

図4 腸骨筋膜下ブロック施行時のブロック針の描出（交差法）
針先（⇨先）は白い高エコー性のドットとして確認

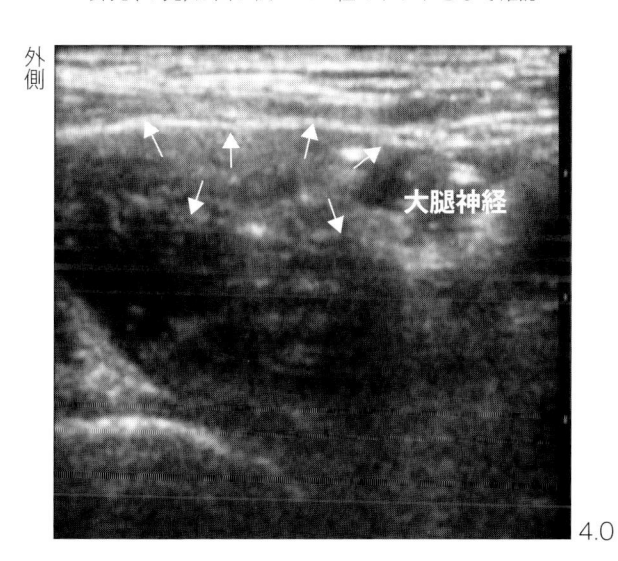

図5 腸骨筋膜下ブロック終了後の超音波画像
大腿神経下面に局所麻酔薬が浸潤し（⇨方向），大腿神経の周辺に及んでいる．

が貫通していない可能性が高く，ブロックが不十分となることが多い。

合併症
血腫，血管内局所麻酔薬誤注入，感染，神経損傷はまれ。

（廣田　和美）

3 腹壁の筋弛緩，術後鎮痛や処置のために

1) 腹直筋鞘ブロック
● はじめに

　腹直筋鞘ブロックは，腹横筋筋膜面を走行した下位肋間神経前肢（Th7-12）の終末枝へのブロックである。超音波ガイド下に行うことにより，成功率が向上し，安全な施行が可能になった。

(解　剖)　(図1)

　下位肋間神経（Th7-12）は腹直筋を貫通し，前皮枝となって正中に達する。腹直筋はTh5-7の肋軟骨から起始して，恥骨へ終結する。前後を腹直筋鞘に包まれているが（ 図1 a,b）臍下部で，腹横筋膜が前葉へ移行し後葉は存在しない（ 図1 c）。

(適応手術・適応処置)

　腹部正中切開手術，腹腔鏡下手術，婦人科下腹部手術，臍ヘルニア手術，腹部瘢痕ヘルニア手術など。

(適切な体位)

　仰臥位（砕石位の手術では体位をとってからでも可能）

(プローブの選択)

　5-10MHzの高周波リニア型プローブ

(プローブの方向)

　腹直筋の短軸像を描出するように直交する方向（ 図2 ）。

(ブロック針サイズ)

　組織を貫く感覚（ポップ感）が得やすいことから成人では20GTuohy針を好んで用いている。小児では22G針を使用。

a. 臍上部
白線
腹直筋鞘後葉
上腹壁動静脈

b. 臍部

c. 臍下部
（弓状線以下）
腹直筋鞘前葉
腹横筋筋膜
下腹壁動静脈

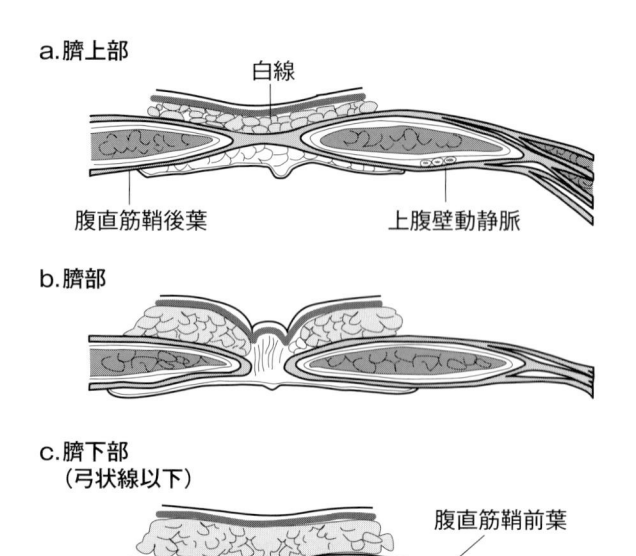

図1 腹直筋の横断面

　下位肋間神経（Th7-12）は腹直筋を貫通し，前皮枝となって正中に達する．腹直筋はTh5-7の肋軟骨から起始して，恥骨へ終結する．前後を腹直筋鞘に包まれているが（a,b）臍下部で，腹横筋膜が前葉へ移行し後葉は存在しない（c）．

（北山眞任．腹直筋鞘ブロック．小松　徹，佐藤　裕，瀬尾憲正ほか編．超音波ガイド下神経ブロック法ポケットマニュアル．東京：克誠堂出版；2006．p.86より引用）

針のアプローチ

　交差法（SAX-OOP；図3）または，平行法（SAX-IP）．平行法では，腹直筋の外側から穿刺する．

局所麻酔薬投与量

　1か所で10ml前後（0.25ml/kg）

超音波神経画像

　神経の描出は不可能

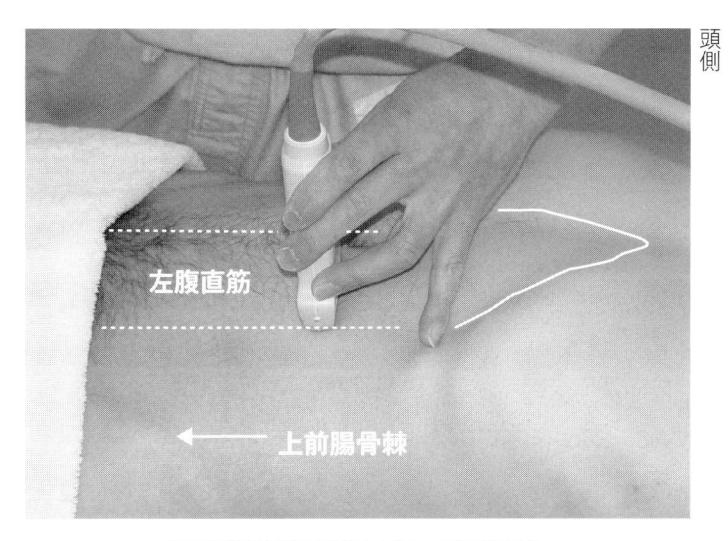

図2 腹直筋の走行とプローブの当て方

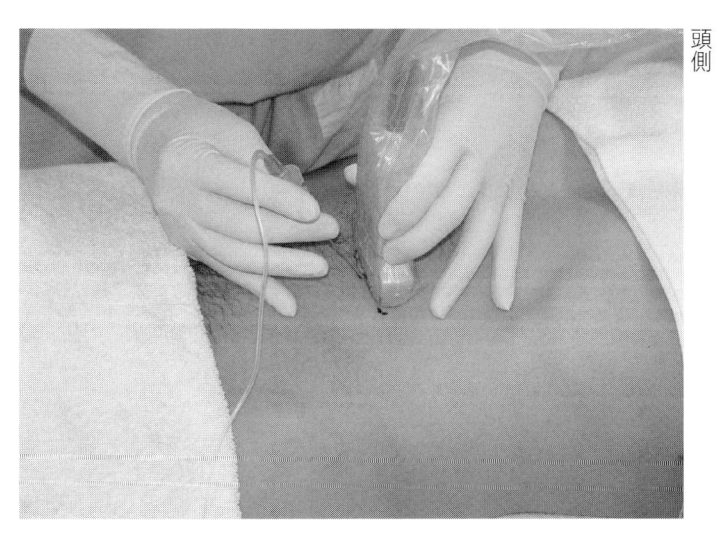

図3 ブロック針の刺入角度とプローブの位置
ブロック針，プローブの持ち方を示す．指の使い方に注目．

ブロックの手順

1. 腹直筋に直行するようにプローブを当て，ブロックのポイントを決め，マーキングしておく（プレスキャン）（図2）。
2. 術野を消毒し，プローブに滅菌カバーを装着する。ブロック針に延長管を付け介助者の持つ局所麻酔薬の入った注射筒につなぐ。
3. プレスキャンのポイントを確認するようにプローブを当て，18G針で皮膚を切る。
4. 皮下まで穿刺し針先を超音波ビーム上にとらえ，画像に描出する（図3）。不明瞭なときは，針を小刻みに上下に動かし，周辺組織の動きから針先の位置を把握する（図4）。
5. 画像を見ながら，ゆっくりと上下運動を繰り返し，皮下脂肪層を進んでいく。腹直筋前葉に触れると少し抵抗を感じる（図4）。
6. 独特の抵抗（ポップ感）を感じながら，慎重に前葉を貫く（図5）。
7. 針先を確かめながら，腹直筋の中を腹直筋後葉の直上まで進める（図6）。
8. 吸引し血液の逆流がないことを確認して，1-2mlの局所麻酔薬を入れ，腹直筋後葉が押し下げられる適切な位置にあれば目的とする量まで注入する（図7）（図8）。
9. 針が筋層内にあれば，少しだけ進めて再び1mlの局所麻酔薬を入れ再確認する。
10. 針の先端が不明なときは，少量の局所麻酔薬を注入し，その拡がりを見て位置を確認する。

合併症

1. 血管穿刺による血腫形成

    上・下腹壁動脈を同定し穿刺位置を決める。
2. 腹膜穿刺，腸管穿刺
3. 局所麻酔薬中毒

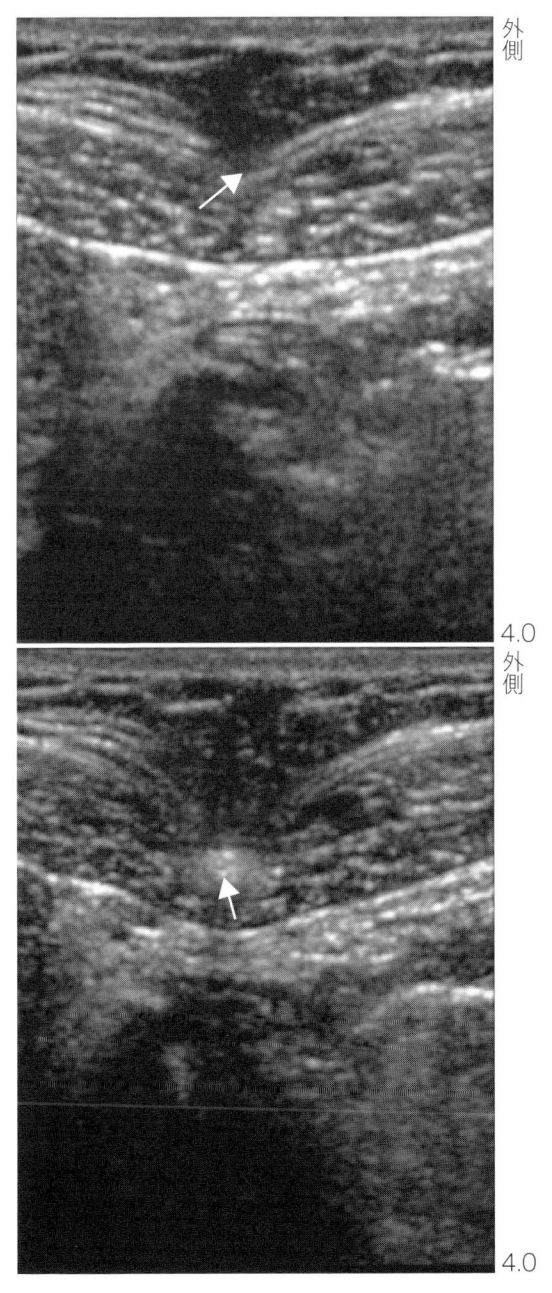

図4 腹直筋内のブロック針の見え方1

22歳,女性,身長155cm,体重47.5kg,左附属器切除術.

外側

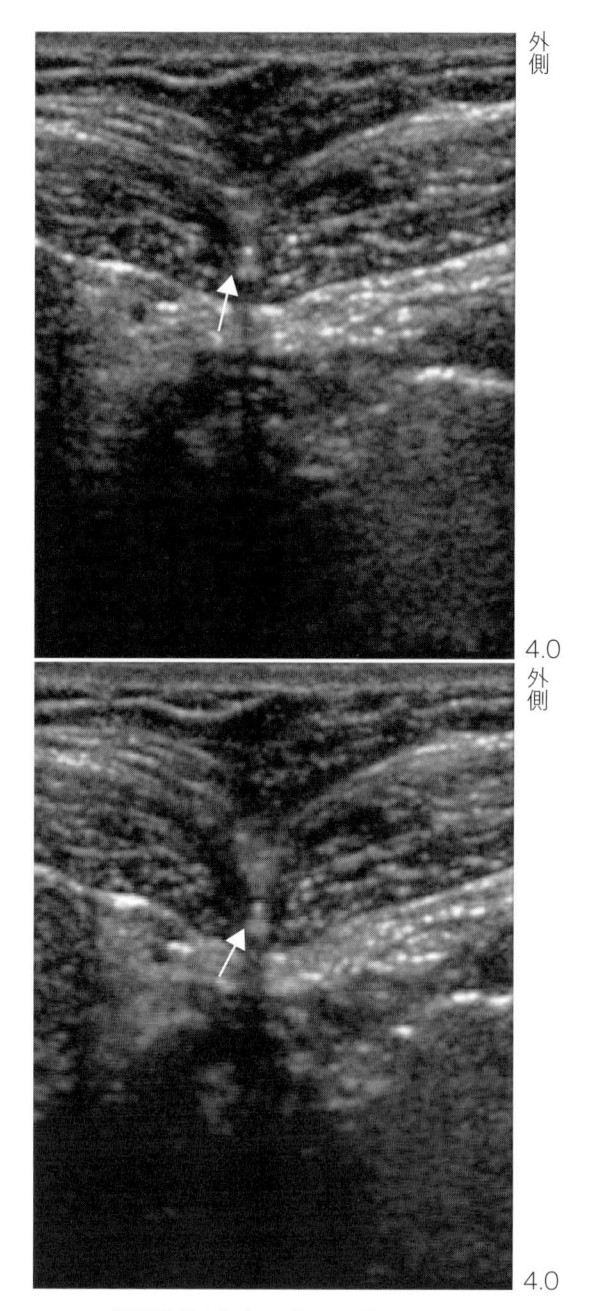

4.0
外側

4.0

図5 腹直筋内のブロック針の見え方2

　筋層内に高エコー性のドットとして描出されるが，周辺の筋組織がゆがんでいるようすに注目．

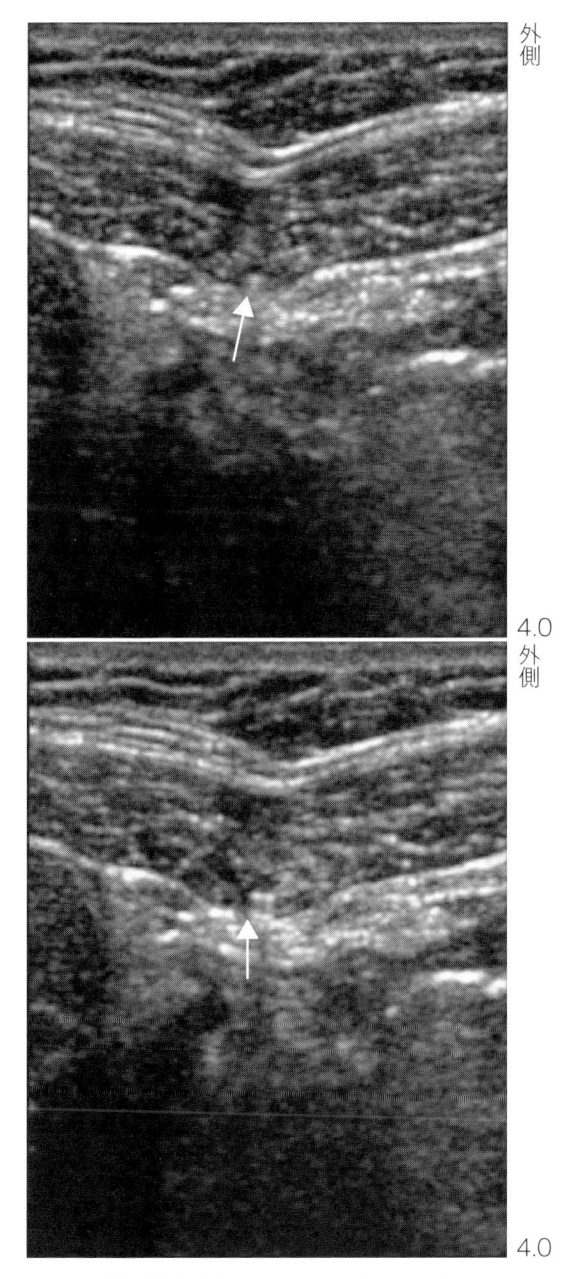

図6 腹直筋内のブロック針の見え方3

後葉の直上にあるブロック針先端．いわゆる「こ」の字に見える．

Ⓐ局所麻酔薬注入前

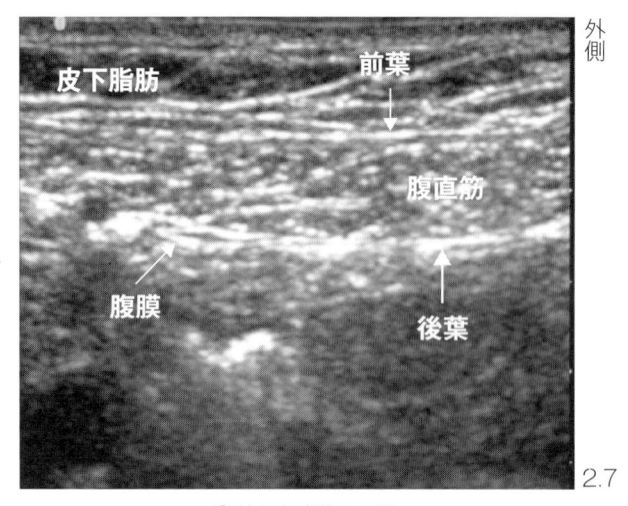

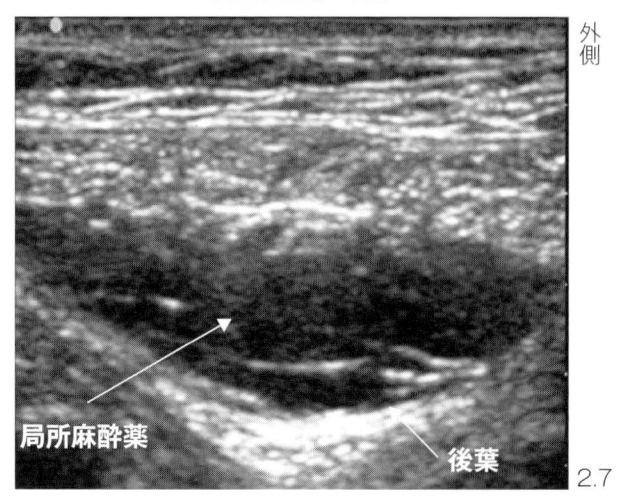

Ⓑ局所麻酔薬注入後

図7 局所麻酔薬注入前後の超音波画像
37歳,女性,身長162cm,体重49kg,左卵巣囊腫摘出術.

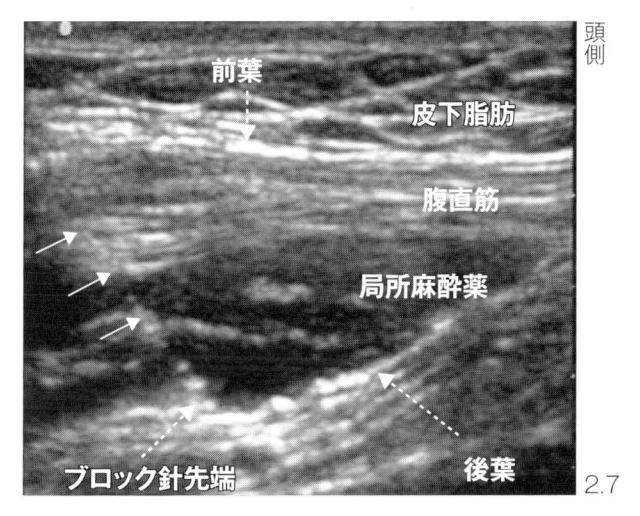

図8 局所麻酔薬注入後の超音波画像（長軸像）

図7❸ の局所麻酔薬注入後の画像を平行法で見た像を示す．ブロック針（⇨）がよくわかる．

2) 腸骨鼠径・腸骨下腹神経ブロック

●はじめに

　腸骨鼠径神経・腸骨下腹神経ブロックは，鼠径ヘルニアの術後鎮痛に使用されてきた．従来のランドマーク法では習熟するまで効果が不安定であり，重大な合併症も予想される．他の手技と同様に，超音波ガイド下では目標とする筋層と針先の確認をすることができるので適切に行えば比較的容易な神経ブロックである．

解　剖

　腸骨下腹神経，腸骨鼠径神経はL1神経根と，時にTh12から始まる．大腰筋を貫通し，腹横筋と内腹斜筋の間を前方に進む．上前腸骨棘の内側で内腹斜筋を貫き外側へ走行する．それぞれ恥骨上部と鼠径部，陰嚢，大腿上内面の皮膚知覚を支配する（ 図9 ）．

適応手術・適応処置

　鼠径ヘルニア根治術，陰嚢水腫根治術，停留睾丸固定術，帝王切開術後の鎮痛，腹腔鏡の手術（腹直筋鞘ブロックとの併用）など．

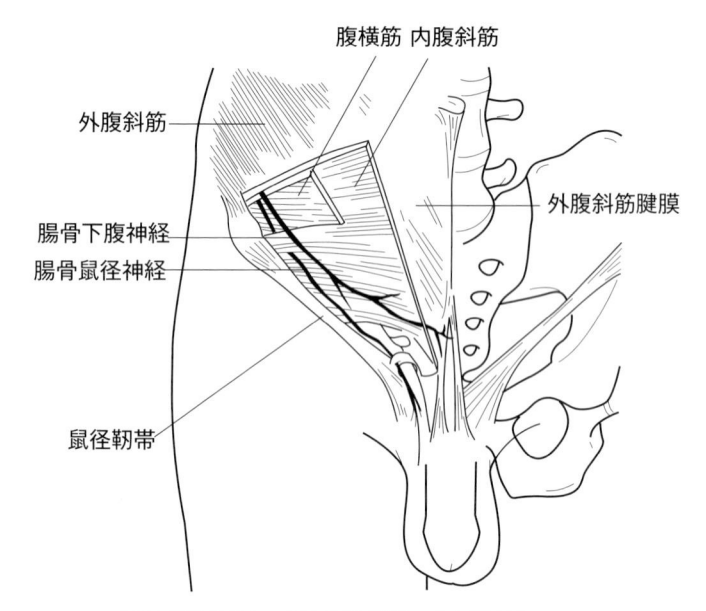

図9 腸骨鼠径・腸骨下腹神経の走行解剖図

　腸骨下腹神経，腸骨鼠径神経はL1神経根と，時にTh12から始まる．大腰筋を貫通し，腹横筋と内腹斜筋の間を前方に進む．上前腸骨棘の内側で内腹斜筋を貫き外側へ走行する．それぞれ恥骨上部と鼠径部，陰囊，大腿上内面の皮膚知覚を支配する．

（北山眞任．腸骨鼠径・腸骨下腹神経ブロック．小松 徹，佐藤 裕，瀬尾憲正ほか編．超音波ガイド下神経ブロック法ポケットマニュアル．東京：克誠堂出版；2006．p.92 より引用）

適切な体位

　仰臥位

プローブの選択

　5-10MHz高周波リニア型プローブ（小児では特にホッケースティック型が有用）

プローブの方向

　神経と直交する方向（短軸像：SAX）．上前腸骨棘と臍を結んだ線が目安となる（図10）．

ブロック針サイズ

　小児では22G，32mmの短ベベル針を用いている．ほか22G，20GのTouhy針など．

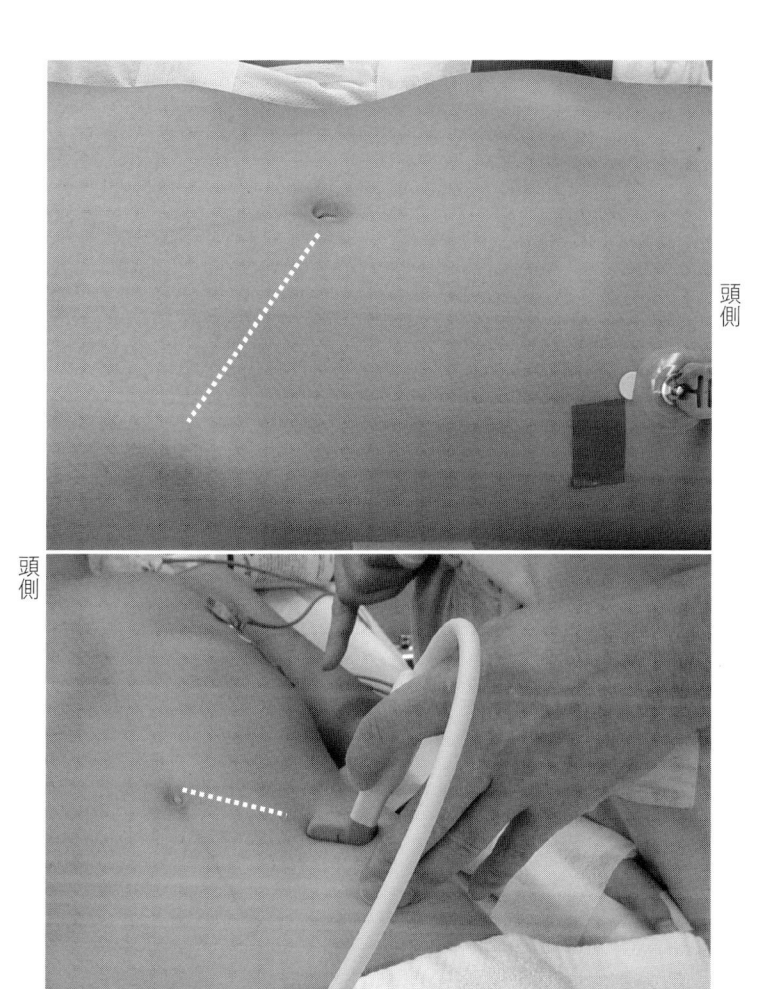

図10 超音波プローブの描出位置

6歳，男児，左鼠径ヘルニア根治手術．

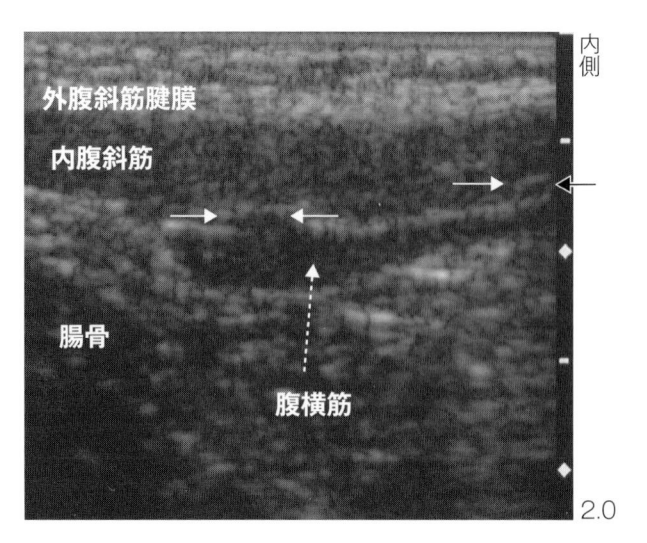

図11 腸骨鼠径・腸骨下腹神経の超音波画像

プレスキャンで左の腸骨鼠径神経（画面中央の矢印）と腸骨下腹神経（画面右側矢印）を確認した．

針のアプローチ

平行法（SAX-IP）を推奨するが，交差法（SAX-OOP）でも可能．

局所麻酔薬投与量

成人では，0.3-0.4ml/kg，小児では0.3-0.5ml/kgであるが，0.075-0.2ml/kgで十分という報告もある．

超音波神経画像

周辺を高エコー性の被膜に覆われた紡錘形または卵円形の形状を呈する（**図11**）．

ブロックの手順

❶ 外腹斜筋筋膜はブロックの位置で腱膜に移行し，超音波画像上同定しづらいことがある．その際は，患側の側腹部で外腹斜筋，内腹斜筋，腹横筋を確認する（**図12**）．

❷ 内腹斜筋と腹横筋の層と腹膜，腸骨の位置を確認後，筋層を縦走する2つの神経を同定する．同定できない場合も筋層間のコンパートメントブロックで十分効果が得

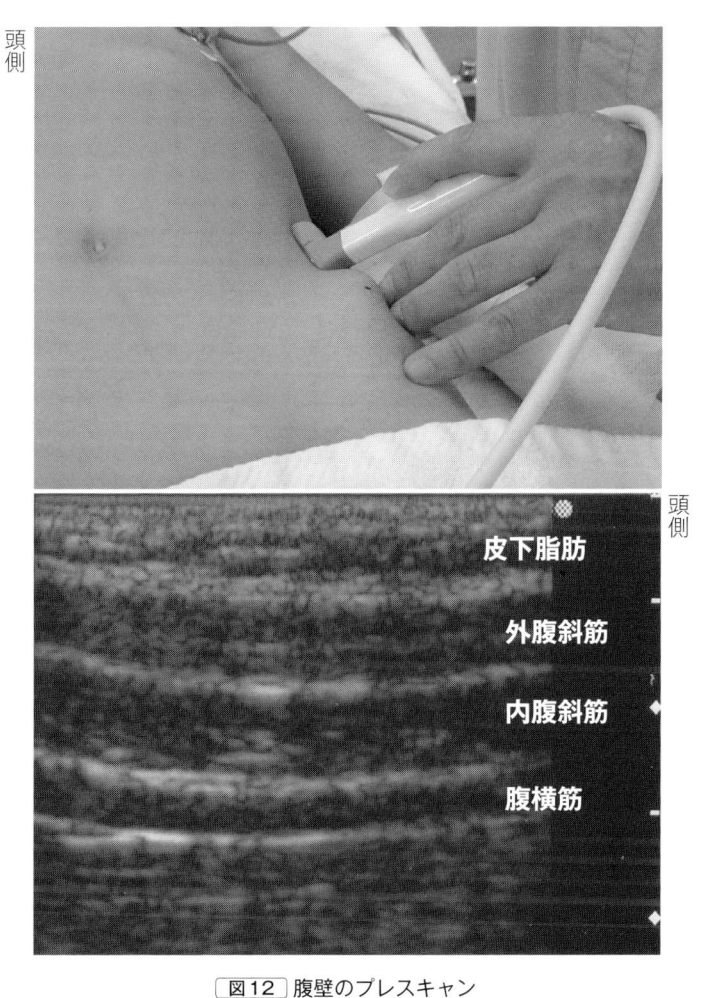

図12 腹壁のプレスキャン

側腹部で腹壁を構成する3層の筋群(腹横筋,内腹斜筋,外腹斜筋)の境界を確認.

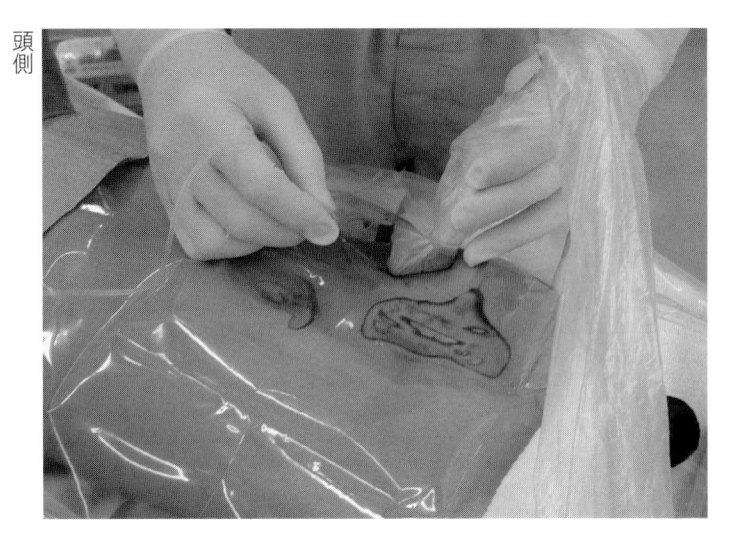

図13 実際のブロック施行の際のプローブの当て方と針の進行方向
筆者らは腹膜から針が離れる方向(=腸骨方向)へ向けるアプローチを行う.

られる．

3 プローブの内側(臍側)から針をまず浅層に刺入し先端を描出したのちに，神経方向に筋膜層の抵抗感を得ながら進める(図13 図14)．

4 神経の近傍または内腹斜筋と腹横筋間に針先が進んだら，血液の逆流がないことを確認して0.5-1.0mlの局所麻酔薬を注入し，拡がりを確認する(図15)．

5 拡がりが適切(2つの筋層が分割されるように局所麻酔薬の低エコー性のスペースが拡大)であれば，残りの局所麻酔薬を分割注入する．

合併症

骨盤内血腫，腹膜穿刺，腸管穿孔，大腿神経麻痺など．

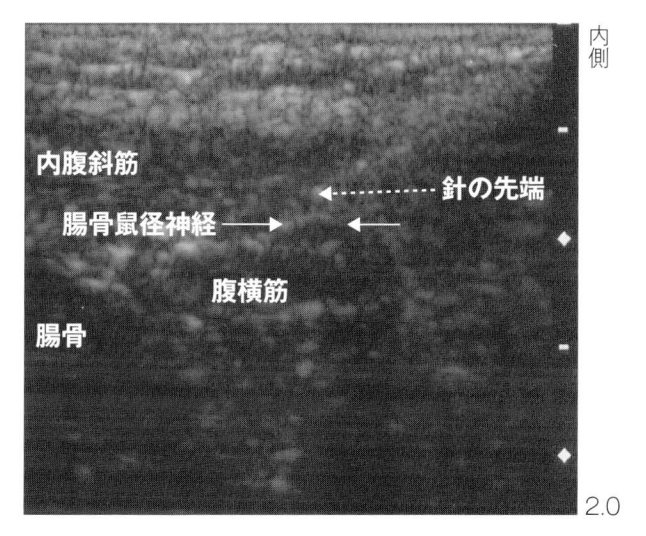

図14 ブロック針の描出と腸骨鼠径神経
針の先端が神経の近傍に至るが，貫いてはいけない．

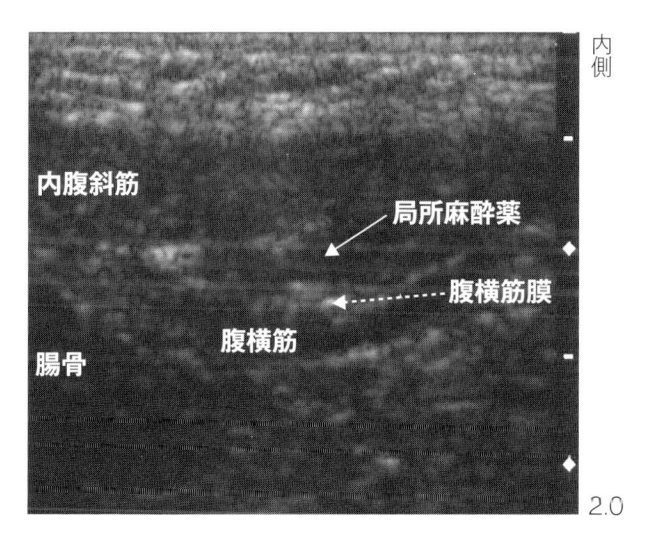

図15 神経周辺の局所麻酔薬
図14 の腸骨鼠径神経の周辺に局所麻酔薬による低エコー性のドーナツサインが認められる．

（橋本　浩）

4 持続末梢神経ブロック

● はじめに

　局所麻酔による持続末梢神経ブロックは，手術時の麻酔だけでなく，術後鎮痛，さらには慢性疼痛のコントロールにも適しているが，現状では持続硬膜外ブロックのほうが普及している．しかし，昨今手術患者の高齢化に伴い抗凝固薬内服患者や糖尿病患者が多くなり，これらの患者での硬膜外ブロックは，硬膜外血腫や膿瘍など重篤な脊髄神経傷害に結びつく合併症が生じる可能性が高くなっている．さらに，ブロックする必要のない健側やその他の領域も広くブロックされてしまうことも弊害となる．腰部硬膜外ブロックに伴う尿閉や両側交感神経ブロックよる血圧低下がその例である．その点，持続末梢神経ブロックは，片側のみの良好な鎮痛を提供し，交感神経ブロックも少ないので血圧変動も少ない．

適応手術・適応処置

　長時間手術での区域麻酔や術後鎮痛に有用．

プローブの選択

　7MHz以上の高周波リニア型プローブを使用．
　コンベックス型プローブを用いての深部神経のチュービングも可能だが，高度な技術を要するので研修医は行わないほうがよい．

プローブの方向

　各部位での1回注入ブロックの際のプローブの位置でかまわないが，カテーテルを留置する際には平行法で針先端と神経の位置関係を確認してチュービングを施行する．

ブロック針サイズ

　硬膜外チュービングに用いるTouhy針17-20G．

針のアプローチ

　基本的には交差法（SAX-OOP）で行う．チューブを進める際に平行にするとチュー

ブの位置がわかりやすい。

局所麻酔薬投与量

　局所麻酔薬20-40mlを注入したのちに，4-10mlまたは0.1ml/kg/hrの速度で持続注入する。PCAを併用する場合は1回2-5mlの注入とし，lock out timeは20-60分が一般的である。カテーテル抜去の時期は，感染などの合併症のリスクを考慮して術後24-72時間が一般的である。

ブロックの手順

　ここでは，腕神経叢ブロック斜角筋間法でのチュービングの方法を図として示す。

❶ 皮膚消毒の前に，超音波プローブで神経周囲および刺入経路上の筋組織，血管などの構造物を確認し，最適な刺入点と方向を決めて皮膚ペンなどでマーキングを行う。

❷ 皮膚消毒を行う。

❸ プローブはエコー用ゲルを入れた滅菌ビニール袋でカバーする。

❹ 皮膚にプローブを当て，交差法または平行法でカテーテル挿入可能なTouhy針などのブロック針を刺入する（図1）。

❺ 目標とする神経に向かって針を進めていき，針先が神経に到達したら5-10mlの局所麻酔薬または生理食塩液を注入して神経周囲にスペースを作り，カテーテルを神経近傍に留置しやすくする（図2）。

❻ カテーテルは，硬膜外カテーテル挿入と同様にTouhy針から5cm程度進める（図3）。

❼ Touhy針をカテーテルが抜けないように注意しながら抜去する。

❽ カテーテルの固定は硬膜外カテーテルの固定と同様である（図1）。施設によって固定法はさまざまなので，それに準じて行えばよい。ある程度長期に使用する場合は皮下トンネルを作って固定することを勧める。

❾ カテーテルから局所麻酔薬を20-40ml注入して，手術部位または疼痛部位の鎮痛を得られているか確認する。

合併症

❶ 穿刺時の合併症：個々の神経ブロックの項を参照。

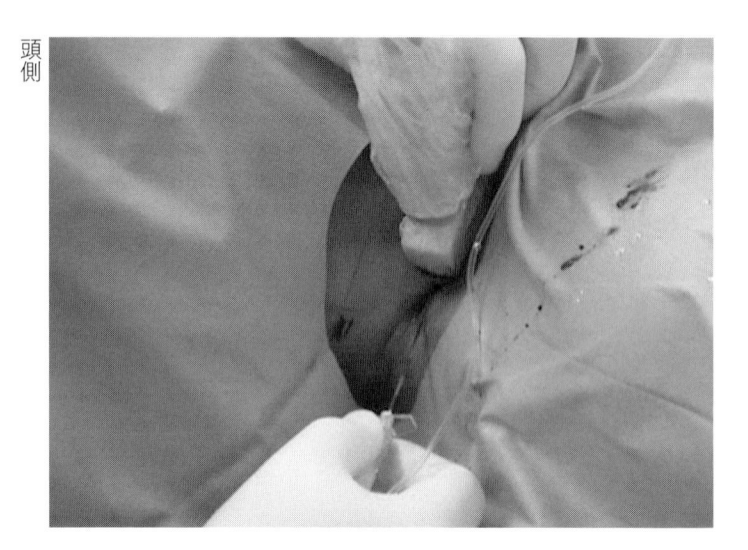

図1　穿刺部位のプローブと針の位置
（廣田和美．持続ブロック．小松　徹，佐藤　裕，瀬尾憲正ほか編．超音波ガイド下区域麻酔法．東京：克誠堂出版；2007．p.30より引用）

❷カテーテル留置にかかわる合併症：感染，神経障害，出血，局所の炎症，局所麻酔薬中毒。

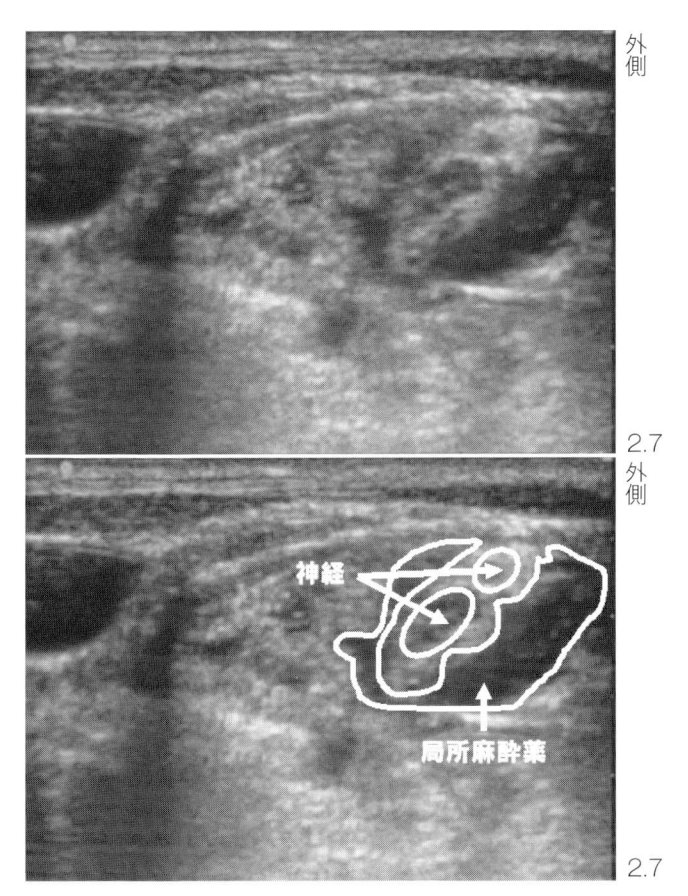

図2 斜角筋間アプローチによる腕神経叢持続ブロック
局所麻酔薬注入により神経叢周辺にスペースを生じる.

(廣田和美. 持続ブロック. 小松 徹, 佐藤 裕, 瀬尾憲正ほか編. 超音波ガイド下区域麻酔法. 東京:克誠堂出版;2007. p.30より引用)

頭側

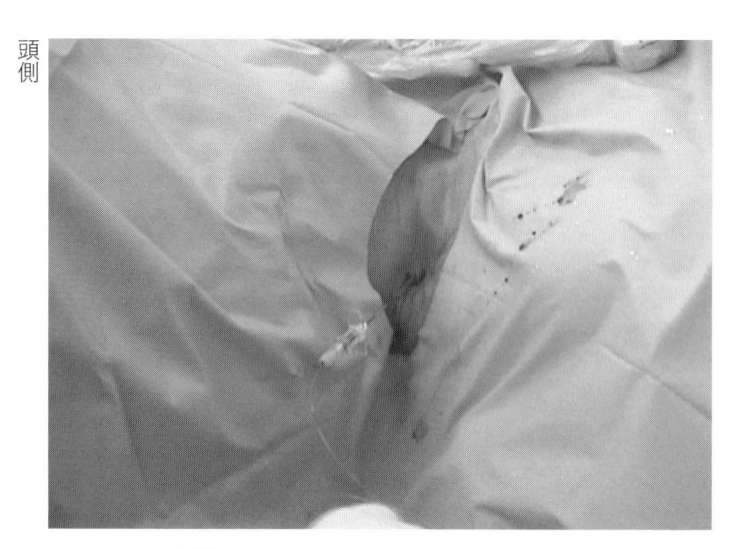

図3 Touhy針を用いた持続カテーテルの挿入

(廣田和美.持続ブロック.小松 徹,佐藤 裕,瀬尾憲正ほか編.超音波ガイド下区域麻酔法.東京:克誠堂出版;2007.p.31より引用)

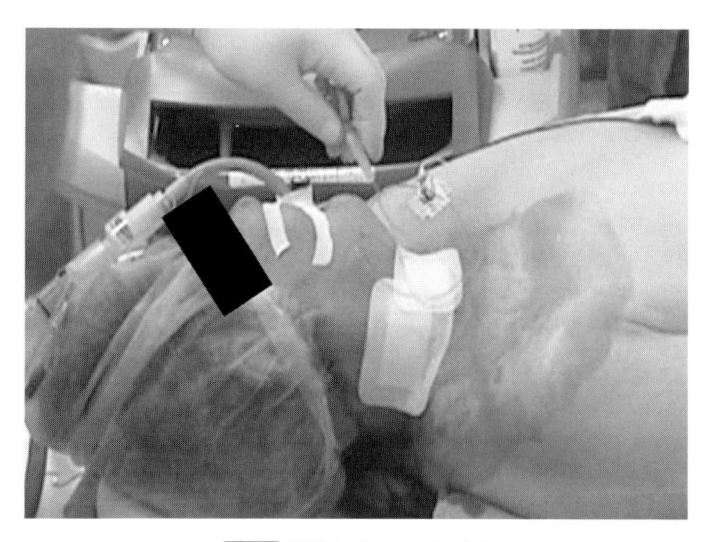

図4 持続カテーテルの固定

(廣田和美.持続ブロック.小松 徹,佐藤 裕,瀬尾憲正ほか編.超音波ガイド下区域麻酔法.東京:克誠堂出版;2007.p.31より引用)

(廣田 和美)

B 汎用コンベックス型プローブでできること

1 腰椎穿刺（硬膜外・脊髄くも膜下麻酔）のための利用法

●はじめに

　腰椎穿刺は脊髄くも膜下麻酔や腰部硬膜外麻酔など麻酔科医に必要な手技であり，また髄液採取の際に内科医師にも広く行われており，多くは従来のランドマーク法で行われている。すなわち両側の後上腸骨棘を指標としてL5/S1の棘突起を決め，さらに上方へ棘突起を触知し，L2/3，L3/4で穿刺するのが一般的である。この方法は位置の誤認を生じる可能性があり，また肥満患者や腰椎変形の伴う穿刺困難症例では施行者の経験や技量によるところが多く，しばし患者に苦痛を強いる結果となる。

　今回提示する超音波ガイド下（穿刺）法は，リアルタイムの画像描出による穿刺ではない。穿刺前にブロック体位での超音波画像評価を行い，十分な穿刺イメージを得ることにより，初心者でも実際の穿刺をスムーズに行うことが可能な方法である。

解 剖 （図1）

　矢状断面図では，尾側から正中仙骨稜に続いてL5，L4の順に棘突起，周辺の筋組織，靭帯，硬膜が観察可能である。水平断面図では，棘突起，下関節突起，横突起，椎体など骨組織と椎間腔の隙間から脊柱管内の背側硬膜，腹側硬膜，馬尾神経，黄靭帯を確認できる。

適応手術・適応処置

　脊髄くも膜下麻酔，髄液採取，腰椎硬膜外麻酔
　特に，
　1 肥満患者や単純X線写真で腰椎変形が著しく穿刺困難が予想される場合。
　2 研修医や初心者の施行時の教育的な目的など。

適切な体位

　側臥位。肥満者などランドマークでの確認が困難な場合はあらかじめ坐位で行う。可能なかぎり椎間腔を広げるように屈曲する。

175

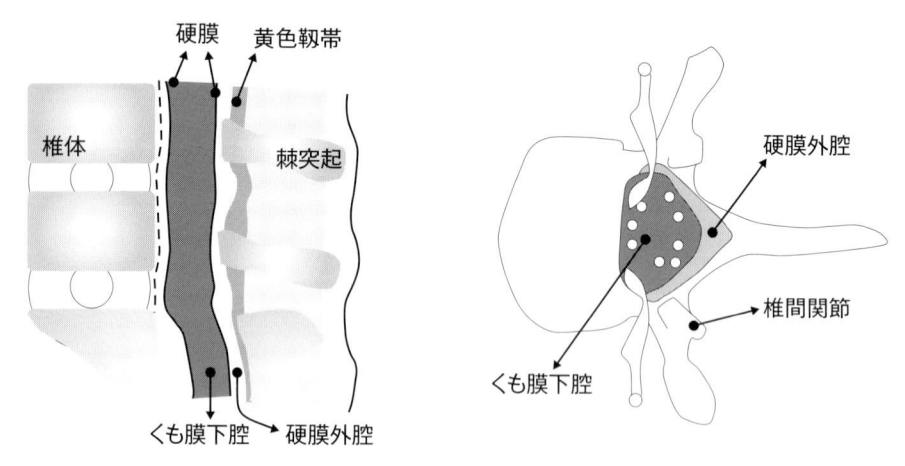

図1 脊髄の正中断面(右)と矢状面(左)の模式図

超音波画像では，棘突起，椎弓などの骨組織の隙間から硬膜，くも膜下腔の描出を行う．
(山内正憲．脊髄くも膜下ブロック．小松　徹，佐藤　裕，瀬尾憲正ほか編．超音波ガイド下区域麻酔法．東京：克誠堂出版；2007．p.188より引用)

プローブの選択

5MHz以下のコンベックス型プローブ

プローブの方向

1. 突起上を矢状方向
2. 棘突起間の隙間から水平方向

以上の2方向の画像情報から穿刺イメージを得る．

超音波神経画像（図2～図5）

1. 矢状断面：28歳，男性，170cm，75kg（図2）。L3/4またはL2/3の棘間での矢状断面を示す．この超音波画像では（図3）棘上靱帯，また横靱帯，硬膜が高エコー性の帯として描出される．棘突起背面は反響陰影がなく，低エコー像である．また低エコー性の髄液内に馬尾神経を確認できる．

2. 水平断面：棘突起間でプローブを90°回旋する（図4）。椎間腔の隙間の骨性組織の妨げのない方向にプローブを傾けると，図5のような像が得られる．黄靱帯や硬膜までの深さが測定可能である（本患者は50mm前後）．

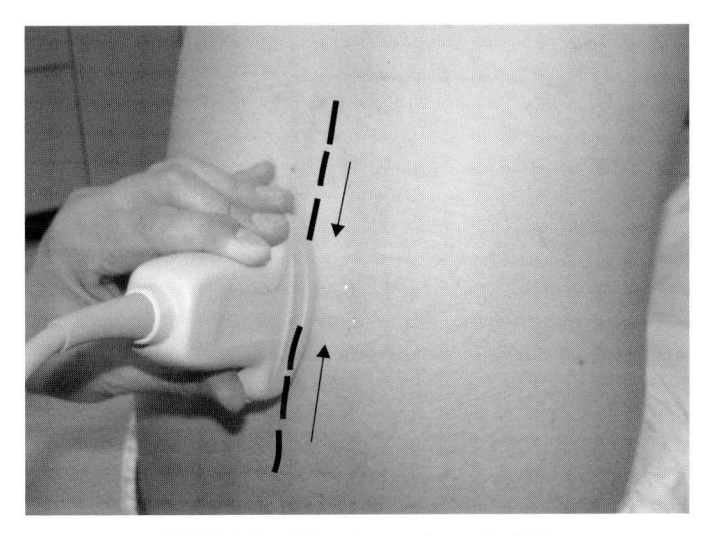

図2 矢状断描出のためのプローブの位置

ブロックの手順

1. 側臥位または坐位として屈曲する。
2. 正中仙骨稜から矢状方向にプローブを当て，複数の棘突起を描出する。
3. L3/4またはL2/3の棘間を確かめたのちに，コンベックス型プローブを黄色靱帯，背側硬膜，髄液が観察できる方向に定めて，矢状方向に印をつける。
4. 3の位置でプローブを90°回旋し，水平断像を描出する。棘突起や下関節突起，横突起の像が左右対称になる位置でプローブを頭側または尾側に微調整すると横色靱帯，硬膜が高エコー性の線上の帯として確認できる。
5. プローブの側面で水平方向の印をつける。またプローブの傾きを，針の進行方向とイメージを重ねておくことが重要である。
6. 矢状断と水平断の画像上，皮膚から硬膜までの距離を測定し，穿刺の際の参考にする。痩せた患者の場合は，リニア型プローブを用いて測定可能であり距離の誤差が少ない。
7. 穿刺前に体の位置が変わらないように注意する。

合併症

穿刺前のプレスキャンであり，この操作による合併症はない。

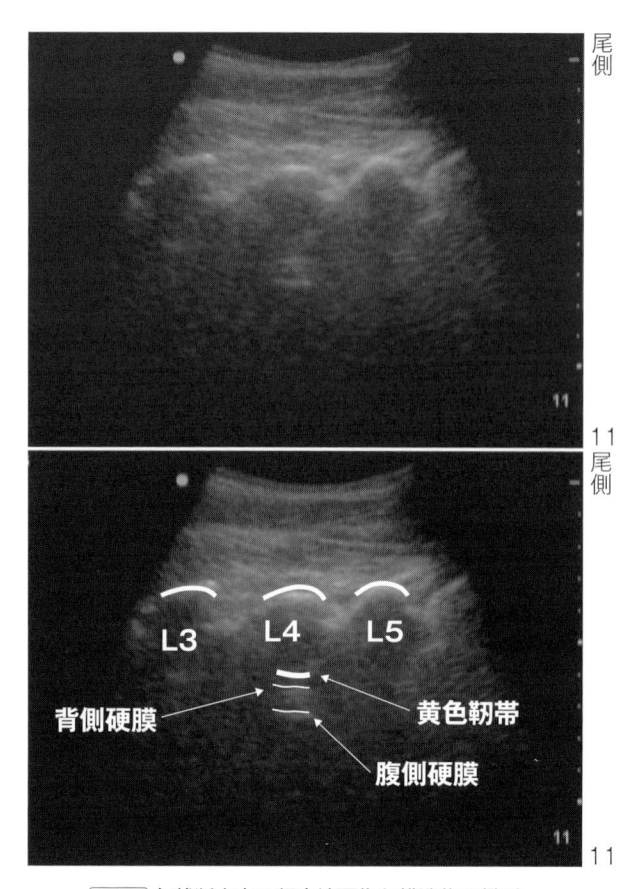

図3 矢状断方向の超音波画像と構造物の鑑別

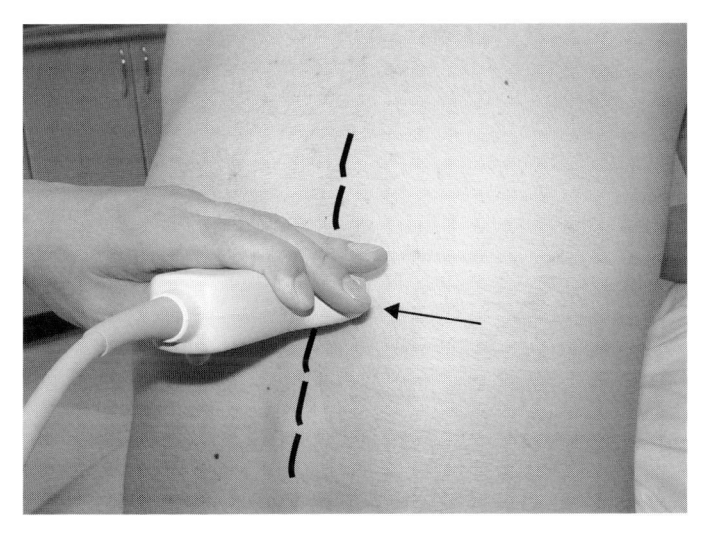

図4 正中断描出のためのプローブの位置（坐位）

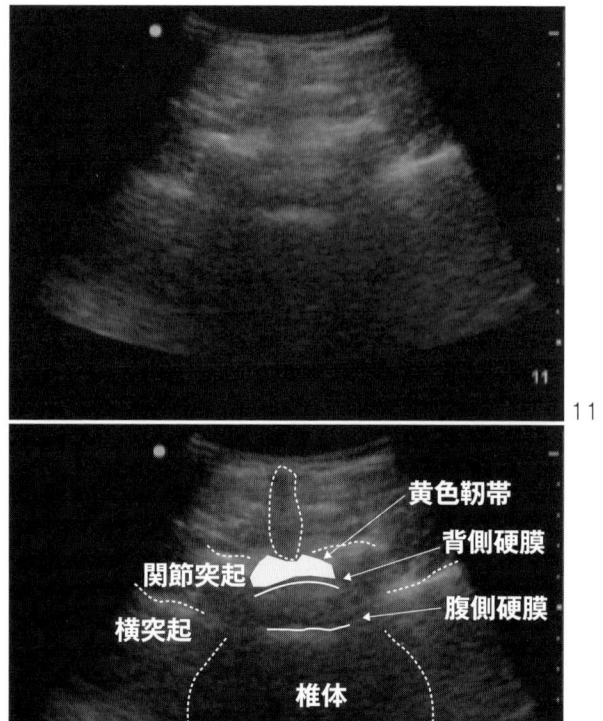

図5 正中断方向の超音波画像と構造物の鑑別

(北山 眞任)

【参考文献】

第1章

- Matsuki A. Matsuki's seven rules of anesthesia. Masui 1983；32：1406-8.
- In：Clemente CD, editor. Anatomy A Regional Atlas of the Human Body. 5th ed. Philadelphia：Lippincott Williams & Wilkins；2007.
- In：Grau T, editor. Ultraschall in der Anästhesie und Intensivmedizin. 1st ed. Köln：Deutscher Ärzte-Verlag；2007.
- 小松　徹, 佐藤　裕, 瀬尾憲正ほか編. 超音波ガイド下区域麻酔法. 東京：克誠堂出版；2007.

第2章

- Kimura A, Otsuka T. Emergency center ultrasonography in the evaluation of hemoperitoneum：A prospective study. J Trauma 1991；31：20-3.
- 日本外傷学会外傷研修コース開発委員会編. 改訂外傷初期診療ガイドライン（第2版）. 東京：へるす出版；2004.
- 吉川純一編. 臨床心エコー図学. 東京：文光堂；2001.
- 渡部　望. 心不全の鑑別診断. 伊藤　浩編. 携帯心エコー. 東京：中山書店；2007. p.80-8.
- Lichtenstein DA. Ultrasound in the management of thoracic disease. Crit Care Med 2007；35：S250-61.
- 鶴岡尚志, 山名大吾. 超音波検査における血管病変の評価 腹部エコーでの大動脈瘤・大動脈解離の評価. 臨床病理 2007；55：135-43.
- 地引政利, 岩井武尚. 大動脈瘤診療の進歩 腹部. Cardiovascular Med-Surg 2006；8：157-62.
- 孟　真, 中村道明, 金子織江ほか. 下肢静脈超音波検査の進め方と評価法. 遠田栄一, 佐藤　洋編. 頸動脈・下肢動静脈超音波検査の進め方と評価法. Medical Technology 別冊27巻. 東京：医歯薬出版；2004. p.91-100.
- 肺血栓塞栓症／深部静脈血栓症（静脈血栓塞栓症）予防ガイドライン作成委員会編.『肺血栓塞栓症／深部静脈血栓症（静脈血栓塞栓症）予防ガイドライン』. 東京：メディカル フロント インターナショナル リミテッド；2004.
- 山崎義光編. 頸動脈エコー法の臨床. モダンフィジシャン2007；27（10）.

- 日本脳神経超音波学会・塞子検出と治療学会ガイドライン作成委員会. 頸部血管超音波検査ガイドライン. Neurosonology 2006；19：49-69.
- Sustic A. Role of ultrasound in the airway management of critically ill patients. Crit Care Med 2007；35：S173-7.
- 森満　保. イラスト耳鼻咽喉科. 東京：文光堂；2004.
- 跡見　裕, 秋本　伸, 伊東紘一ほか監修編. 日本医師会生涯教育シリーズ実践エコー診断. 東京：日本医師会, 医学書院；2001.
- 筋骨格画像研究会編. 超音波の基礎. 超音波による骨・筋・関節の観察. 東京：南山堂；2006. p.9-11.
- 秋山いわき. 超音波の基礎知識. 日本整形外科超音波研究会編. 整形外科超音波診断アトラス. 東京：南江堂；2006. p.6-10.

第3章

- In：Clemente CD, editor. Anatomy A Regional Atlas of the Human Body. 5th ed. Philadelphia：Lippincott Williams & Wilkins；2007.
- 須加原一博, 徳嶺譲芳編. 超音波ガイド下中心静脈穿刺法マニュアル. 東京：総合医学社；2007.
- 土田英昭. 末梢血管手術の麻酔に必要な解剖. 高崎真弓編. 麻酔科診療プラクティス. 麻酔科医に必要な局所解剖. 東京：文光堂. 2002.
- 柳下芳寛. 肘正中皮静脈からのカテーテル挿入に必要な解剖. 高崎真弓編. 麻酔科診療プラクティス. 麻酔科医に必要な局所解剖. 東京：文光堂. 2002.
- In：Rosen M, Latto P, Ng S, editors. Handbook of Percutaneous Central Venous Catheterisation. 2nd ed. London：W. B. Saunders Company Ltd：1992.
- Hind D, Calvert N, McWilliams R, et al. Ultrasonic locating devices for central venous cannulation：meta-analysis. BMJ 2003；327：361.
- Docktor B, So CB, Saliken JC, et al. Ultrasound monitoring in cannulation of the internal jugular vein：anatomic and technical considerations. Can Assoc Radiol J 1996；47：195-201.
- Sandhu NS. Transpectoral ultrasound-guided catheterization of the axillary vein：an alternative to standard catheterization of the subclavian vein. Anesth Analg

2004 ; 99 : 183-7.
- 木原真一，佐藤重仁，宮部雅幸ほか．エコーガイド下大腿静脈穿刺による中心静脈カテーテル留置法の検討．日臨麻会誌 1999 ; 19 : 36-41.
- 平沢 興，岡本道雄（改訂）．解剖学（2）脈管学・神経系（第11版）．東京：金原出版；1982.
- 山本 透，田中孝也．超音波ガイド下の処置．救急医学 2003 ; 27 : 1041-6.
- 篠澤洋太郎，H.腹腔穿刺，腹腔洗浄．日本救急医学会認定医認定委員会編．救急診療指針．東京：へるす出版；2005. p.450-2.
- Aguilera PA, Choi T, Durham BA. Ultrasound-guided suprapubic cystostomy catheter placement in the emergency department. J Emerg Med 2004 ; 26 : 319-21.
- Lawrentschuk N, Lee D, Marriot P, et al. Suprapubic stab cystostomy : a safer Technique. Urology 2003 ; 62 : 932-4.
- Grogan DR, Trwin RS, Channick R, et al. Complications associated with thoracentesis : A prospective, randomized study comparing three different methods. Arch Intern Med 1990 ; 150 : 873-7.
- Diacon AH, Brutsche MH, Soler M. Accuracy of pleural puncture sites : a prospective comparison of clinical examination with ultrasound. Chest 2003 ; 123 : 436-41.
- Feller-Kopman D. Ultrasound-Guided Thotacentesis. Chest 2006 ; 129 : 1709-14.

第4章

- 小松 徹，佐藤 裕，瀬尾憲正ほか編．超音波ガイド下神経ブロック法ポケットマニュアル．東京：克誠堂出版；2006.
- 小松 徹，佐藤 裕，瀬尾憲正ほか編．超音波ガイド下区域麻酔法．東京：克誠堂出版；2007.
- In : Hadzic A, editor. Textbook of Regional Anesthesia and Acute Pain Management. New York : McGraw-Hill ; 2006.
- Winnie AP. （川島康男，佐藤信博共訳）．腕神経叢ブロック．東京：真興交易医書出版部；1988. p.121-88.

- Chan V WS. Applying ultrasound imaging to interscalene brachial plexus block. Reg Anesth Pain Med 2003 ; 28 : 340-3.
- Site BD, Beach ML, Spence BC, et al. Ultrasound guidance improves the success rate of a perivascular axillary plexus block. Acta Anaesthesiol Scand 2006 ; 50 : 678-84.
- Sites BD, Beach M, Gallagher JD, et al. A single injection ultrasound-assisted femoral nerve block provides side effect-sparing analgesia when compared with intrathecal morphine in patients undergoing total knee arthroplasty. Anesth Analg 2004 ; 99 : 1539-43.
- Marhofer P, Schrogendorfer K, Koining H, et al. Ultrasonographic Guidance Improves Sensory Block and Onset Time of Three-in-One Blocks. Anesth Analg 1997 ; 85 : 854-7.
- Smith BE, Suchak M, Siggins D, et al. Rectus sheath block for diagnostic laparoscopy. Anaesthesia 1988 ; 43 : 947-8.
- Yentis SM, Hills-Wright P, Potparic O. Development and evaluation of combined rectus sheath and ilioinginal blocks for abdominal gynecological surgery. Anaesthesia 1999 ; 54 : 466-82.
- Willschke H. Bösenberg A. Marhofer P, et al. Ultrasonographic-guided ilioinguinal/iliohypogastric nerve block in pediatric anesthesia : what is the optimal volume? Anesth Analg 2006 ; 102 : 1680-4.
- Watson MJ, Evans S, Throp JM. Could ultrasonography be used by an anesthetist to identify a specified lumbar interspacebefore spinal anaesthesia? Br J Anaeth 2001 ; 90 : 509-11.
- Cork RC, Kryc JJ, Vaughan RW. Ultrasonic localization of the lumbar epidural space. Anesthesiology 1980 ; 52 : 513-6.
- Grau T, Leipold RW, Conradi R, et al. Ultrasound imaging facilitates localization of the epidural space during combined spinal and epidural anesthesia. Reg Anesth Pain Med 2001 ; 26 : 64-7.

あとがき

　超音波画像診断装置の小型化と画質の長足の進歩は，麻酔科学領域を含む急性期医療の診断と治療手技に大きなインパクトを与え，受益者である患者さんと行為者である医師双方にとっての安全性，迅速性および快適性に資することが全世界規模で急速に認知されつつあります．編著者らの施設では，1980年代前半に米国アルバート・アインシュタイン医科大学の丘ヤス先生の許に留学したメンバーを中心に経食道心エコー法の臨床応用が始まり，経胸壁心エコー法に続いて神経ブロック，血管穿刺に早くから超音波ガイド下法を応用し，臨床経験を重ねてきました．本書では各分野のエキスパートが分担し，研修医や若手専門医が携帯用超音波機器の活用法を概観できる内容を目指しました．

　穿刺手技は初級ないし中級の難易度とされるものに限定して紹介しました．また，診断編でも産婦人科領域の応用は研修医にとっても必要な課題ですが，携帯用機器ではプローブの選択が制限されるため他の成書に譲り，改訂版に期待したいと思います．

　本書作成にあたり，克誠堂出版（株）の関貴子さんに企画から編集まで多大のご協力を頂きました．ここに記して深甚の謝意を表します．

2008年5月吉日

五所川原市立西北中央病院副院長・麻酔科科長

佐藤　裕

研修医のための携帯エコー活用法
ポケットマニュアル 〈検印省略〉

2008年6月10日 第1版第1刷発行

定価（本体3,200円＋税）

編集者 廣田和美，北山眞任，佐藤 裕
発行者 今井 良
発行所 克誠堂出版株式会社
〒113-0033 東京都文京区本郷3-23-5-202
電話(03)3811-0995 振替00180-0-196804

ISBN978-4-7719-0340-1 C3047 ¥3200 E 印刷 ソフト・エス・アイ株式会社
Printed in Japan © Kazuyoshi Hirota, Masatou Kitayama, Yutaka Satoh 2008

・本書の複製権・翻訳権・上映権・譲渡権・公衆送信権（送信可能化権を含む）は克誠堂出版株式会社が保有します．

・JCLS ＜㈳日本著作出版権管理システム委託出版物＞
本書の無断複写は著作権法上での例外を除き禁じられています．複写される場合は，そのつど事前に㈳日本著作出版権管理システム（電話03-3817-5670, FAX 03-3815-8199）の許諾を得てください．